Kursbuch
Wechseljahre

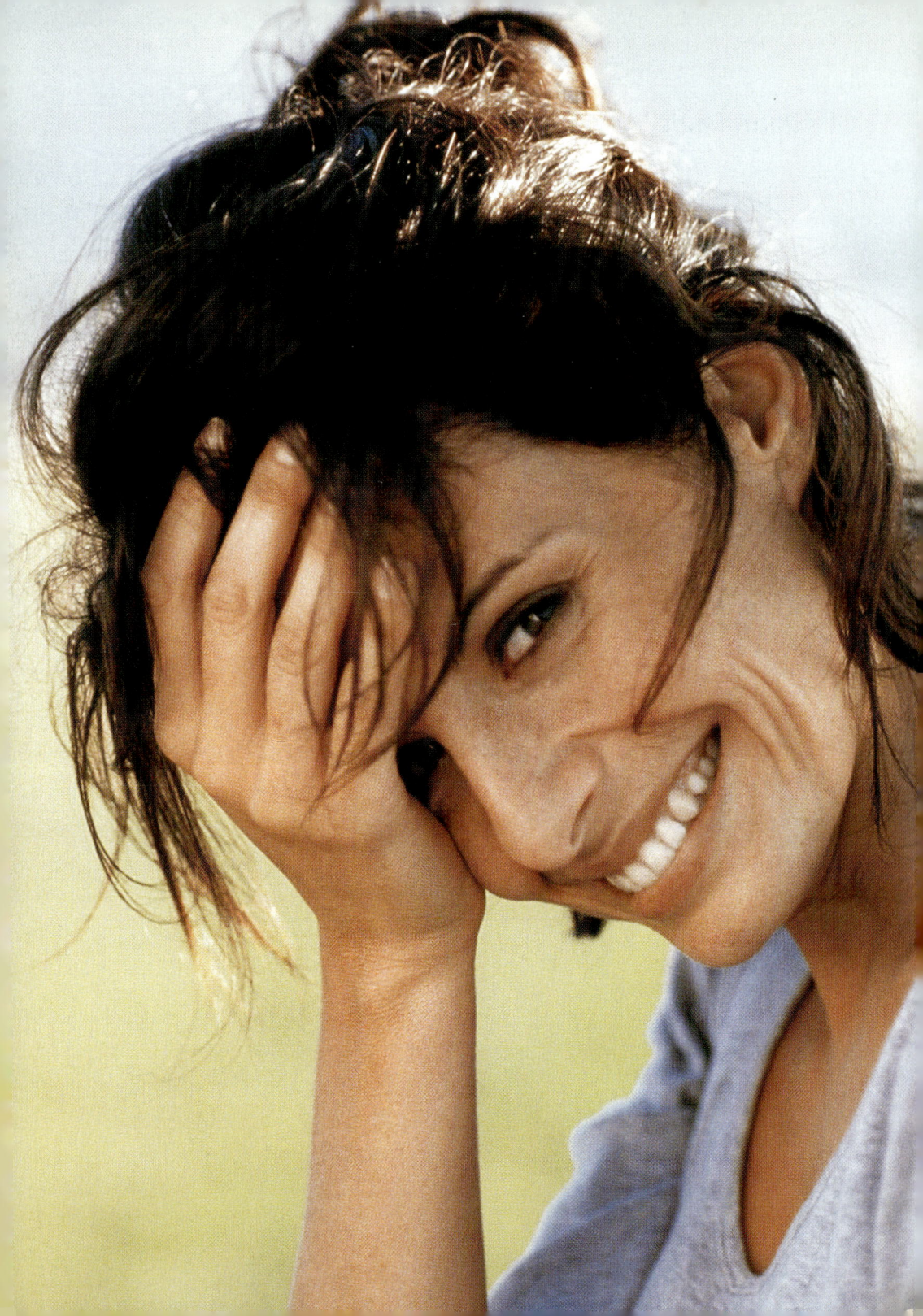

Ulla Rahn-Huber

Kursbuch Wechseljahre

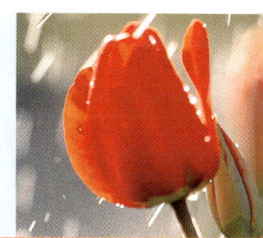

So bleiben Sie jung, schön
und sinnlich

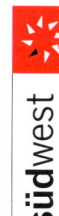

südwest

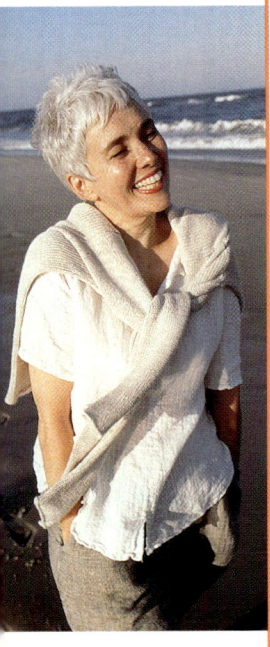

Sich endlich Zeit für sich selbst nehmen und Körper und Seele neu entdecken.

Gesund, attraktiv und top in Form

Lust und Liebe

Einschnitte ins Leben

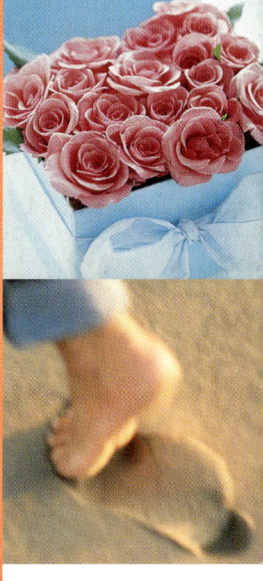

Aufbruch in eine neue Lebensphase – die Chancen für ein erfülltes Leben nutzen.

Wechselbad der Gefühle

Streicheleinheiten für die Seele

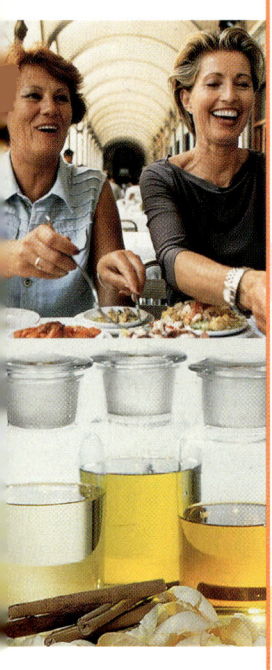

Neue Perspektiven entwickeln

Lebenslust statt »Wechsel-Frust« – auch die richtige Pflege gehört dazu.

Rat und Hilfe bei typischen Problemen

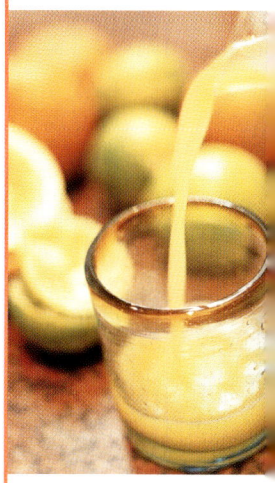

Eine vitamin- und mineral- stoffreiche Ernährung ist in den Wechsel- jahren ganz besonders wichtig.

Das Ticken der inneren Uhr – kein Grund zur Panik.

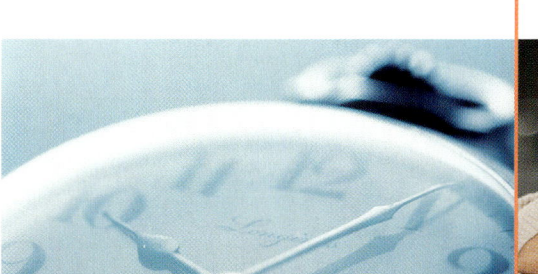

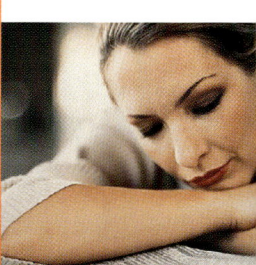

Die Zeit der Ruhe und
Zufriedenheit – aber nicht
der Anfang vom Ende

Wechseljahre und
kein Ende?

Ein Neustart für
Körper und Seele

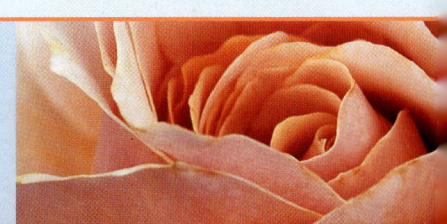

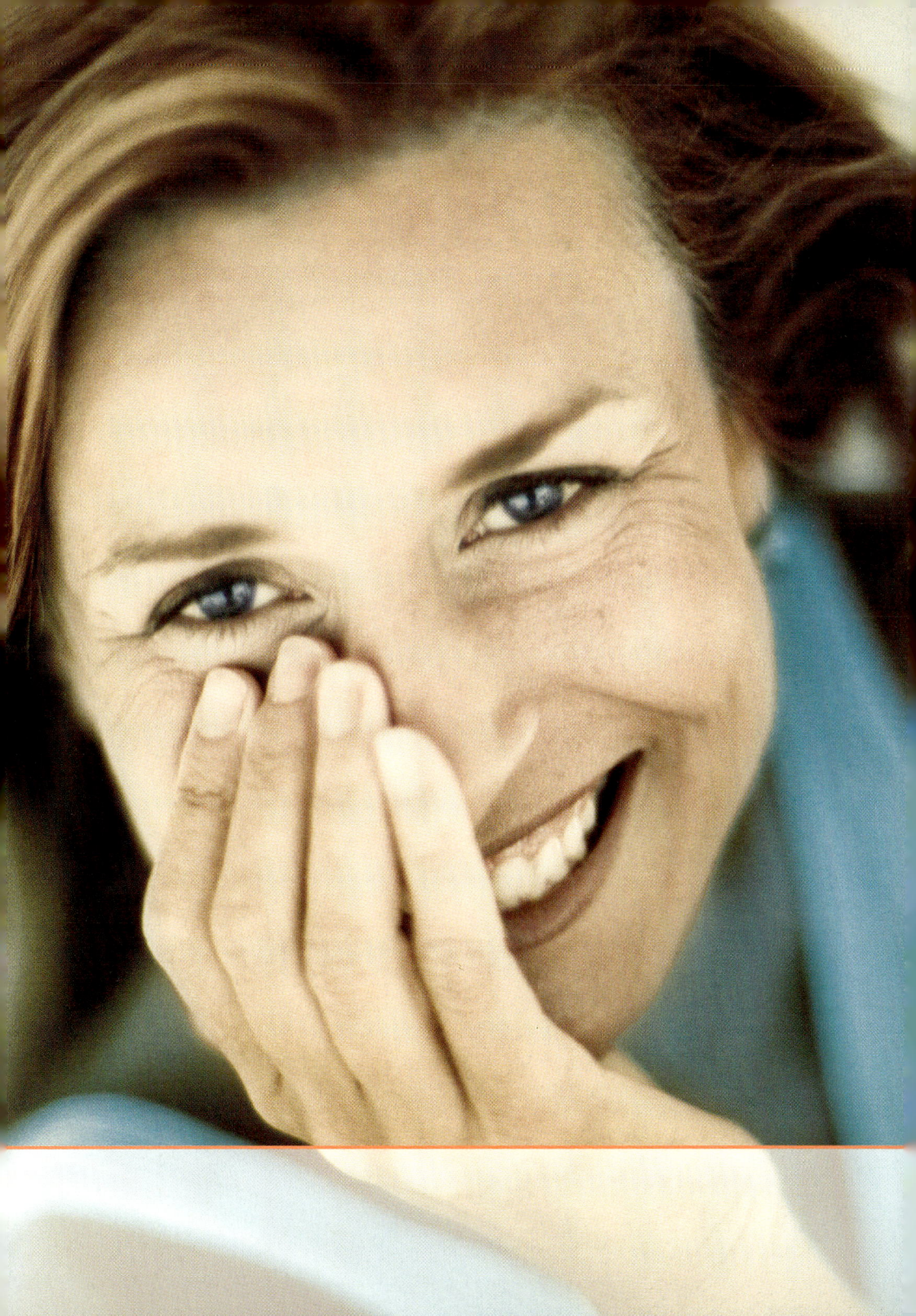

Die drei wichtigsten und deutlichsten Anzeichen der Wechseljahre sind unregelmäßige Monatsblutungen, Hitzewallungen und Schweißausbrüche sowie plötzlich auftretende Stimmungsschwankungen. Mit absoluter Sicherheit kann von den Wechseljahren jedoch erst nach einem Hormontest gesprochen werden.

Die Herausforderung annehmen

Neuanfang und Anlass zur Freude? Oder das Tor zum Alter und lästiges Übel? So viele Frauen man zum Thema »Wechseljahre «auch befragen mag, so viele Anworten wird man auch bekommen, denn jede Frau erlebt diese Phase ihres Lebens auf ihre ganz eigene, ganz persönliche Weise.

Die Symptome der Wechseljahre finden demzufolge ganz unterschiedliche Ausprägungen. Der einen Frau ist ununterbrochen heiß, selbst wenn alle anderen ringsum vor Kälte zittern, der anderen gehen angesichts von Lappalien die Nerven durch, und sie bricht in Tränen aus – ob so oder anders, irgendwann in der Lebensmitte stellt jede Frau fest, dass »etwas mit ihr nicht stimmt«. Hinzu kommen merkwürdige Unregelmäßigkeiten beim Monatszyklus. Entweder die Blutungen sind ungewohnt stark, oder sie kommen in zu kurzen Abständen, nur um dann über längere Zeit ganz auszubleiben. »Bin ich etwa schwanger?!«, rätselt da manche Frau entsetzt. »Bloß das nicht!« Der Besuch beim Gynäkologen bringt Klarheit: Die »anderen Umstände«, die ihr zu schaffen machen, verheißen keine Mutterfreuden. Die Wechseljahre haben begonnen. Und zum ersten Mal spürt frau den inneren Zwiespalt, der so typisch ist für diese Phase: Auf der einen Seite ist da pure Erleichterung, aber auf der anderen Seite . . .

Die Stufenleiter des Lebens

Schon der Name verrät, worum es für die Frau in dieser Lebensphase geht: Die Wechseljahre sind eine Zeit des Wandels und des Übergangs, und das nicht nur auf der körperlichen, sondern auch auf der seelisch-geistigen Ebene. Der im wissenschaftlichen Sprachgebrauch übliche Begriff »Klimakterium« macht es noch deutlicher. Er stammt aus dem Griechischen und bedeutet so viel wie »Treppe« oder »Leiter«. Frauen in der zweiten Lebenshälfte sind also eingeladen, eine neue Entwicklungsstufe zu erklimmen. Dass dies manchmal ganz schön anstrengend und schweißtreibend sein kann, darauf verweist der in römischen Zeiten aus dem griechischen Wortstamm gebildete Begriff »climacterius«, der sich mit »Wende-« oder »Krisenzeit« übersetzen lässt. Er verrät, dass es sich hier nicht um oberflächliche Veränderungen, sondern um weit reichende Umwälzungen handelt, die an keiner Frau spurlos vorübergehen. Die in der medizinischen Fachsprache übliche Kurzform »Klimax« schließlich bedeutet eigentlich »Höhepunkt« und »Steigerung« und steht für den Übergang vom weniger Bedeutsamen zum Bedeutsamen – ein Hinweis darauf, das eigene Leben einmal kritisch unter die Lupe zu nehmen und die Spreu vom Weizen zu trennen.

Was strengt mich nur an? Was tut mir gut? Was bringt mich weiter? Und nicht zuletzt auch: Wo liegt für mich der Sinn in meinem Leben? Fragen wie diese gilt es zu beantworten, um langfristig zu einer neuen, umfassenderen Lebensperspektive zu gelangen.

Unsicherheiten und Ängste

Ungeachtet all dieser viel versprechenden Begriffe und der sich bietenden Möglichkeiten sehen viele Frauen dem Einstieg in diesen Lebensabschnitt dennoch mit eher gemischten Gefühlen entgegen. Der Beginn einer neuen Phase, gut und schön, doch was hält sie für mich bereit? Wohin wird sie mich führen? Wann immer wir auch in die Wechseljahre eintreten – irgendwie haben wir das Gefühl, dass es noch zu früh dafür sei. Schließlich bilden sie die Schwelle zum Alter, da hilft alles Deuteln nichts.

In einer Welt, in der Jugendlichkeit großgeschrieben und Alter beinahe als eine Art Stigma betrachtet wird, hat allein das Wort Alter schon einen bitteren Beigeschmack. Doch Schönheit ist keine Frage des Alters, sondern der inneren Einstellung!

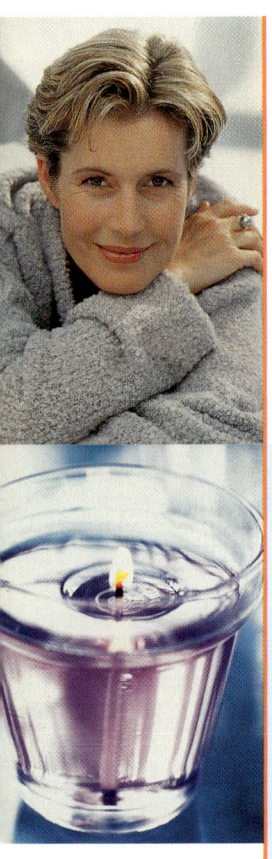

Den eigenen Standpunkt überdenken

Was fällt Ihnen spontan zum Thema »Alter« ein? Stehen für Sie positive Aspekte wie Erfahrung, Weisheit, Gelassenheit, Würde und Charisma im Vordergrund, oder ist der Begriff für Sie stark negativ besetzt? Unsere Einstellung dem Alter gegenüber ist oftmals von Vorurteilen geprägt, und so fällt es vielen schwer, sich in der neuen Rolle der Wechseljährigen zu akzeptieren. Nehmen Sie einmal Ihre eigenen Gedanken kritisch unter die Lupe, und betrachten Sie Ihr Bild der Frauen, welche die Lebensmitte überschritten haben. Nehmen Sie sich Zeit für ein Gespräch mit dem Partner oder einer guten Freundin.

Begriffswegweiser

▶ Klimakterium oder Wechseljahre: der Zeitraum im Leben einer Frau, in dem die Eierstöcke nach und nach ihre Tätigkeit einstellen und die Menstruation langsam aufhört.

▶ Menopause: die »Pause« der »Menses«, also das endgültige Ausbleiben der Regelblutungen. Von vorzeitiger Menopause spricht man, wenn dies vor dem 35., von später Menopause, wenn es nach dem 55. Lebensjahr geschieht. Wann genau die letzte Regelblutung stattgefunden hat, lässt sich natürlich immer erst rückblickend feststellen.

▶ Prämenopause: die Zeit vor Eintreten der Menopause.

▶ Perimenopause: Die Vorsilbe »peri« bedeutet »um, herum« oder »nahe bei«. Perimenopause wird also die Zeit rings um das Menopausenalter herum genannt und ist damit gleichbedeutend mit dem Begriff »Wechseljahre«. Man bezeichnet sie auch als perimenopausale Übergangsphase.

▶ Postmenopause: die Zeit nach dem endgültigen Ausbleiben der Regelblutung. Als »postmenopausal« gilt eine Frau, wenn sie seit mehr als elf Monaten keine Periode mehr hatte.

Die Wechseljahre sind unausweichlich. Mit einer positiven Einstellung wird vieles leichter.

Die neun Siebenjahresschritte zur Reife

▸ Dreimal sieben Jahre für die körperlich-seelische Entwicklung

▸ Dreimal sieben Jahre für die Entfaltung des eigentlichen individuellen Seelenlebens

▸ Dreimal sieben Jahre für die Reifung des Geistes

Auch das kann Ihnen dabei helfen, zu mehr Gelassenheit zu finden sowie Ängste und Vorurteile wirklich abzubauen, die trotz aller Offenheit und Toleranz immer noch in den Gedanken und Vorstellungen vieler Frauen festsitzen.

Das Leben verläuft in Rhythmen

Das Wechselspiel von Tag und Nacht, die Abfolge der Jahreszeiten, die Mondzyklen – wohin wir auch schauen, der ganze Kosmos ist von einer Vielzahl von Rhythmen geprägt. Auch die Biografie eines Menschen folgt solchen zyklischen Abläufen, die sich in den verschiedenen Entwicklungsphasen widerspiegeln. Schon in der klassischen Antike befasste man sich mit dieser Tatsache und unterteilte den Lebenslauf eines Menschen in Schritte von jeweils sieben Jahren. In dieser Zeit vollziehen sich biologische und seelisch-geistige Veränderungen in enger Abhängigkeit voneinander. Dies erklärt, warum Verzögerungen im körperlichen Reifeprozess letztlich auch zu einer Beeinträchtigung der seelisch-geistigen Entfaltung führen können. Besonders auffällig sind dabei die Übergänge von der einen in die nächste Lebensphase, da diese oft mit körperlich-seelischen Turbulenzen einhergehen und jeweils einen Reifeschritt ankündigen. Man denke nur an den Zahnwechsel, den jedes Kind mit etwa sieben Jahren erlebt, oder an die Pubertät, die dem Jugendlichen auf körper-

Anders als in der Generation unserer Großmütter, denen mit dem Beginn der Menopause und damit dem Ende der »fruchtbaren Jahre« kaum mehr blieb als der Rückzug aufs Altenteil, ergeben sich für die Frauen heute oft völlig neue Perspektiven und Möglichkeiten.

licher Ebene Pickel, Babyspeck und Stimmbruch beschert und im seelischen Bereich durch viele Höhen und Tiefen führt. Die gesamte
Umwelt und auch die eigene Persönlichkeit wird auf einmal infrage
gestellt und in manchmal schwierigen und schmerzlichen Prozessen
neu definiert – ein ganz wesentlicher Schritt auf dem Weg des Erwach-
senwerdens und hin zum Ziel der inneren Reife.

Abschied vom Fruchtbarkeitszyklus

Auch das Klimakterium ist ein solcher Übergang, bei dem körperliche Veränderungen den Einstieg in eine neue Entwicklungsphase
ankündigen. Nach außen hin dokumentieren graue Haare und Fältchen, dass die Jugend unwiederbringlich vorüber ist. Doch bei aller
Abschiedsstimmung hat das Ganze durchaus seine guten Seiten.
Alleine die Aussicht, mit dem Eintreten der Menopause endlich den
weiblichen Fruchtbarkeitszyklus hinter sich zu lassen, hat eindeutige
Vorteile. Schließlich bringen es nur die wenigsten Frauen fertig, ihre
allmonatlichen Blutungen jubelnd willkommen zu heißen. An dieser
Tatsache können selbst kluge Bücher über die neue Weiblichkeit nicht
rütteln, die die Menstruation als die Kraftquelle der Frau verklären.
Für die Mehrzahl der Frauen sieht die Realität einfach anders aus: Für
sie sind die Monatsblutungen einer der Hauptenergieräuber und einfach die Ursache für Unannehmlichkeiten schlechthin. Denken Sie
nur an die lästigen Situationen, die Sie während Ihrer Tage in Kauf
nehmen mussten. Gab es nicht auch in Ihrem Leben Momente, in
denen sich ein gewisser Neid rührte, wenn Sie daran dachten, wie
einfach es doch die Männer in dieser Hinsicht haben? Wie viele
geschäftliche Meetings, Familienfeste oder sonstige Feierlichkeiten,
so manche Wanderung, Reise oder Badeausflug haben wir nicht schon
in der ständigen Angst vor peinlichen Malheurs verbracht – Malheurs,
die sich ungeachtet aller ausgeklügelten Strategien und aller Tam-

Als Menopause
wird die letzte
Menstruation einer
Frau bezeichnet. Die
Prämenopause
benennt den Zeit-
raum vor der letzten
Menstruation mit
bereits unregelmäßi-
gen Monatszyklen.
Die Postmenopause
schließlich ist die
Zeit nach der Meno-
pause bis zum
Lebensende.

14

ponvorräte dieser Welt nicht 100-prozentig vermeiden lassen. Nun aber gehören unangenehme Begleiterscheinungen der Periodenblutung wie das prämenstruelle Syndrom, Bauchkrämpfe und Rückenschmerzen bald der Vergangenheit an. Sie brauchen nie wieder zu sagen: »Ich kann nicht, ich hab meine Tage…«

Und noch ein ganz wesentlicher Punkt fällt mit dem Eintreten der endgültigen Menopause endlich weg: Die Sorge um die Empfängnisverhütung. Dann können Sie ganz unbeschwert und lustvoll Ihr Liebesleben genießen!

Die lange Phase des Wandels

Die komplette Umstellungsphase des Klimakteriums dauert im Normalfall zweimal sieben Jahre, denn sie beginnt bereits etwa fünf Jahre vor der letzten Periodenblutung und kann ab diesem Zeitpunkt noch einmal bis zu zehn Jahre in Anspruch nehmen. Damit ist sie der längste Entwicklungsschritt im Leben einer Frau. Ob er als mühevoll oder befreiend erlebt wird, hat viel mit der inneren Einstellung zu tun.

Endlich Zeit für sich selbst haben

Auf vielen Ebenen tun sich eine Menge neuer Freiräume auf. Waren die vergangenen Jahrzehnte überwiegend vom Aufbau einer möglichst soliden wirtschaftlichen Existenz und der Sorge um die Familie geprägt, geht es nun mehr und mehr darum, sich der Entfaltung der eigenen Individualität und Persönlichkeit zu widmen. Parallel zu den Wechseljahren vollziehen sich häufig auch familiäre Veränderungen, und besonders die Mütter sehen sich nun einer völlig neuen Situation gegenüber. Die Kinder werden langsam flügge und gehen aus dem Haus. Auf einmal weicht die Alltagshektik einer unge-

So lohnenswert der in den Wechseljahren anstehende Neuorientierungsprozess auch erscheinen mag, er fordert uns auf allen Ebenen und kann uns gelegentlich an den Rand unserer Kräfte führen. Fast möchte man meinen, dass da unter manchmal recht heftigen Wehen die reife Frau in uns geboren wird.

wohnten Ruhe. Die noch vor kurzem laut wummernden Boxen der Musikanlage schweigen, die Wäscheberge schrumpfen auf ein Minimum zusammen, und schlagartig kehrt Ordnung ein im Haus. Endlich haben Sie das, was Ihnen all die Jahre fehlte: Zeit. Doch fallen auf einmal auch wichtige Lebensinhalte weg, die nun neu definiert werden müssen. Vielleicht wissen Sie zunächst nicht recht, wie Sie das anfangen sollen, und machen sich aus lauter Verzweiflung daran, sämtliche Schränke in der Wohnung auszuputzen oder die Urlaubsfotos der vergangenen Jahrzehnte in Alben zu kleben. Doch irgendwann ist auch das getan. Füllen Sie die entstandene Leere ganz bewusst mit Dingen, die Ihnen gut tun, und nutzen Sie die freie Zeit, um sich auf die Suche nach neuen Aufgaben zu machen.

Andere Länder, andere Sitten

In unserem Kulturkreis, in dem alles in zunehmenden Maßen auf die Jugend fokussiert ist, geraten ältere Menschen – und vor allem Frauen – nur allzu leicht ins Abseits. Dass es auch anders sein kann, zeigt u. a. das Beispiel bestimmter indianischer Völker. Hier gelten Frauen

> Suchen Sie Kontakte zu Frauen aus anderen Ländern und Kulturen, und tauschen Sie Ihre Erfahrungen aus. Auf diese Weise öffnen sich völlig neue Horizonte.

> *Gerade in Asien wird der Weisheit und Lebenserfahrung älterer Menschen eine sehr große Bedeutung beigemessen.*

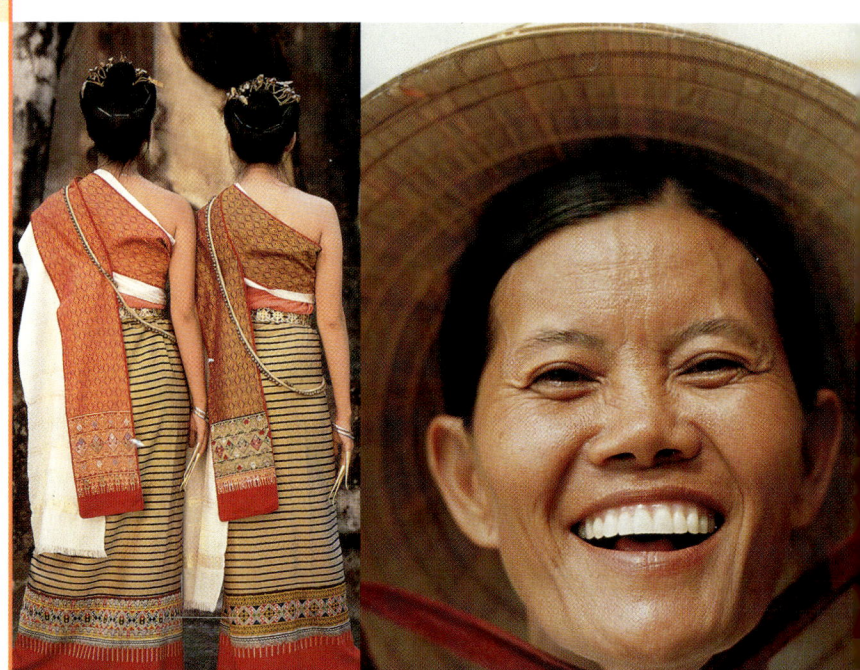

erst jenseits der Menopause als reif genug, um heilen zu können. Erst dann dürfen sie Schamanin werden und damit in eine Position von hohem Rang und Ansehen aufsteigen. Diese Tatsache lässt die Wechseljahre dort in einem ganz anderen und sehr viel positiveren Licht erscheinen.

Welchen Einfluss gesellschaftliche Normen darauf haben, wie Frauen das Klimakterium erleben, belegt eine Studie aus den USA, die vor einigen Jahren in 150 Ländern durchgeführt wurde. Sie zeigte, dass negative Symptome vor allem dort zu beobachten waren, wo Frauen mit zunehmendem Alter in der gesellschaftlichen Rangordnung absteigen. In anderen Völkern wurden keine solchen Begleiterscheinungen registriert.

In Pakistan beispielsweise, wo Frauen im gebärfähigen Alter allerhand Tabus und Einschränkungen unterliegen, genießen sie nach der Menopause hingegen wesentlich größere Freiheiten und gewinnen deutlich an Einfluss. Auch in Indien, Indonesien und China sind die Wechseljahre gleichbedeutend mit einem Aufstieg in der gesellschaftlichen Rangordnung. Interessant sind auch die Unterschiede, die

Die richtige Einstellung

Legen Sie für die Wechseljahre ein Tagebuch an, und halten Sie darin neben Ihren Zyklusdaten Ihre Gedanken fest. Was fällt Ihnen zum Thema »Alter« ein? Sich die eigenen Unsicherheiten und Vorstellungen bewusst zu machen, kann dabei helfen, zu einem neuen Selbstverständnis zu finden. Tauschen Sie sich auch mit anderen Frauen über ihre Erfahrungen in den Wechseljahren aus, und informieren Sie sich so gründlich wie möglich über körperliche Vorgänge und medizinische Hintergründe. Je mehr Sie über diese Lebensphase wissen, desto leichter lassen sich Ängste und Vorurteile überwinden.

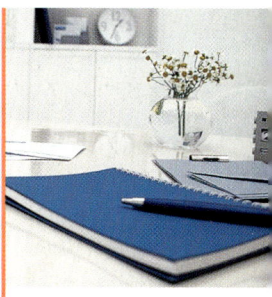

Tagebücher sind nicht nur für Teenager gut!

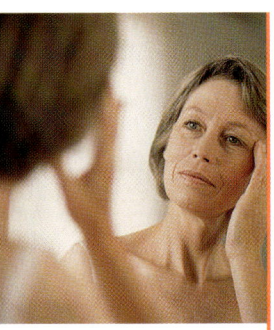

*Die Wechsel-
jahre – das
bedeutet auch
das Erreichen
einer neuen
Stufe der per-
sönlichen Reife.*

in den USA zwischen einzelnen Bevölkerungsgruppen festgestellt wurden: Der Studie zufolge leiden Afro-Amerikanerinnen, die das Altern als sexuellen Reifungsprozess begrüßen, unter deutlich geringeren Wechseljahrebeschwerden als weiße Frauen, die dem Diktat der Jugendlichkeit unterworfen sind. So unterschiedlich es in den zwei Gruppen um das Ansehen und die Macht älterer Frauen bestellt ist, so unterschiedlich wird von beiden die Übergangsphase erlebt.

Ein neues Selbstverständnis

Studien wie diese zeigen, wie wichtig die eigene Einstellung zum Thema »Wechseljahre und Alter« ist, und dass wir Frauen die Reaktionen unseres Körpers in dieser kritischen Lebensphase zumindest teilweise selbst in der Hand haben. Rütteln Sie an dem Dogma, nur junge Frauen seien schön und begehrenswert! Welche Anstrengungen Sie auch immer unternehmen mögen, der Alterungsprozess lässt sich allenfalls verzögern. Gänzlich aufhalten können Sie ihn nicht. Es geht also darum, zu einem neuen, reiferen Selbstverständnis zu finden, das sich nicht so sehr an Äußerlichkeiten misst, sondern nach innerer Schönheit und einer natürlichen Autorität strebt. Lassen Sie sich auf diese Neuorientierung ein, werden Sie die Wechseljahre nicht nur problemloser bewältigen, sondern sie sogar als Bereicherung empfinden. Denn es gibt sie tatsächlich, diese Frauen, die dank ihres Charmes, ihrer Ausstrahlung und ihrer Erscheinung mit jedem Jahr an Attraktivität und Selbstbewusstsein gewinnen.

Auch Männer haben Wechseljahre

Anders als oft vermutet sind die Wechseljahre längst keine reine Frauenangelegenheit. Wie neuere Forschungen ergaben, sind Männer weitaus hormongesteuerter als bislang angenommen. Ist das Klimakterium bei Frauen auch von deutlicheren Anzeichen begleitet, sinkt beim Mann etwa um das 55. Lebensjahr der Hormonspiegel ebenfalls stark ab. Das bleibt auch bei ihm nicht ohne Auswirkungen auf das Allgemeinbefinden, nur: Er spricht meist nicht darüber. Schließlich soll keiner merken, dass auch er langsam in die Jahre kommt. Sich mit dem Altern zu arrangieren, fällt Frauen sicherlich nicht minder schwer. Dennoch haben sich viele von ihnen ein Sicherheitsnetz von Freundinnen aufgebaut, deren Beistand in den kritischen Momenten der wechseljahrebedingten Stimmungsachterbahn mehr wert ist als pures Gold.

Neue Vorbilder suchen

Paradoxerweise sind es gerade die Frauenzeitschriften, die es Frauen in den mittleren Jahren nicht ganz leicht machen, sich von ihrem jugendlichen Äußeren zu verabschieden. Die überschlanken, perfekt geschminkten Models, die dort präsentiert werden, sind in der Regel kaum dem Teenie-Alter entwachsen und damit wenig geeignet, der reifen Frau als Vorbild zu dienen. Würde man sich an ihnen messen, sähe man bereits mit 30 Jahren ziemlich alt aus. Versuchen Sie erst gar nicht, hier mithalten zu wollen! Schauen Sie sich lieber nach anderen Leitbildern um. Ob in Ihrem ganz privaten Umfeld oder im öffentlichen Leben, Sie werden bestimmt die eine oder andere reife, charismatische Frau finden, deren Beispiel zu folgen sich für Sie lohnt.

Die weise Frau in uns

So wichtig Vorbilder und Orientierungshilfen sein mögen, letztendlich ist jede Frau in ihren Bedürfnissen und körperlichen Reaktionen anders. Und was für die eine Frau gut ist, muss deshalb noch lange nicht bei einer anderen die gleiche Wirkung zeigen. Lassen Sie sich also weder von wohlmeinenden Ratschlägen noch von statistischen Zahlen

> Männer setzen sich oft unter Druck, um ihrem Image im Berufsleben und auch im Freundes- und Bekanntenkreis als allzeit aktiver, potenter, erfolgreicher und knallharter Powertyp gerecht zu werden.

durcheinander bringen. Ihr Körper ist einzigartig, und wenn ein bestimmtes Präparat der Arbeitskollegin, der Nachbarin oder den Teilnehmerinnen einer wissenschaftlichen Studie geholfen hat, muss es deswegen für Sie noch lange nicht das Richtige sein. Vertrauen Sie auf Ihre »innere Stimme«, die Ihnen sagt, was für Sie persönlich am besten ist. Mag es auch in den Übergangsphasen mit all ihren Launen und Widersprüchlichkeiten manchmal schwierig erscheinen, Ordnung in die eigenen Gedanken zu bringen und sich darüber klar zu werden, welcher der vielen Stimmen, die da in Ihrem Inneren durcheinander reden, man nun folgen soll – die »weise Frau« in Ihnen wird mit zunehmendem Alter immer stärker und meldet sich immer deutlicher zu Wort. Anfangs merken Sie womöglich erst im Nachhinein, wenn Sie sie wieder einmal übergangen haben. Wie oft geht etwas schief, und Sie denken: »Ich habe es doch gleich gewusst« oder »Ich

Was genau zu welchem Zeitpunkt in Ihrem Organismus abläuft, kann niemand mit 100-prozentiger Sicherheit voraussagen. Keiner kennt Ihren Körper so gut wie Sie selbst. Hören Sie auf ihn. Er wird Ihnen sagen, was ihm besonders gut tut und was nicht.

Kleine Wechseljahrestatistik

▶ Das statistische Durchschnittsalter für das Eintreten der Menopause liegt bei 52,3 Jahren.

▶ Die Wechseljahre beginnen durchschnittlich mit 47,5 Jahren, und die hormonelle Umstellung dauert im Schnitt 3,8 Jahre.

▶ Bei zehn Prozent aller Frauen tritt die Menopause abrupt ohne jede Übergangsphase ein.

▶ Ein Prozent aller Frauen erleben ihre Menopause vor ihrem 40. Lebensjahr. Ursachen dafür können genetische Faktoren, eine krankheitsbedingte Schädigung der Eierstöcke oder deren chirurgische Entfernung sein.

▶ Bei Raucherinnen tritt die Menopause im Schnitt 1,8 Jahre früher ein als bei Nichtraucherinnen. Auch die Zeitspanne der hormonellen Umstellung ist bei ihnen verkürzt.

Ein neues Schönheitsideal: Ausstrahlung und Reife anstelle jugendlicher Schönheit.

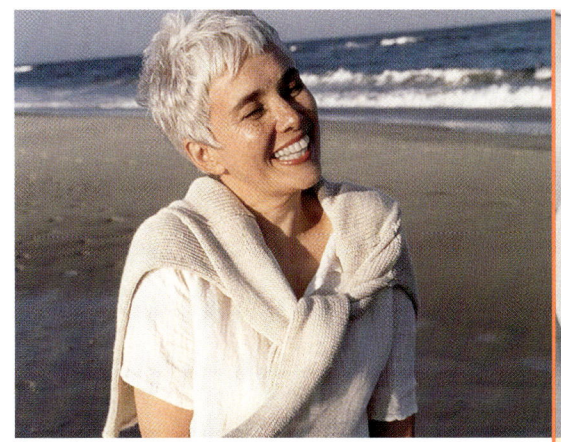

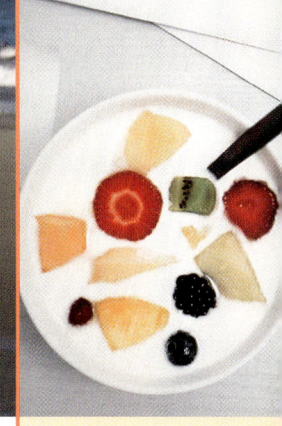

hatte von vornherein kein gutes Gefühl bei der Sache.« Mit etwas Zeit und Geduld können Sie lernen, aufmerksamer zu sein und die Signale Ihrer inneren Stimme rechtzeitig zu hören. Und wenn das gelingt, ignorieren Sie sie nicht!

Mit grauen Haaren voll im Trend

Dass sich der Trend in Bezug auf den Jugendlichkeitskult langsam wendet, belegen die Beispiele verschiedener Modemacher oder Werbeagenturen, welche die reife Frau als Zielgruppe entdeckt haben. Immer häufiger sieht man inzwischen auch mal ein Model mir grauen Haaren und ersten Fältchen auf dem Laufsteg oder in der Werbung. Man hat erkannt, dass Frauen in der zweiten Lebenshälfte natürlich über mehr Geld verfügen als 20-Jährige und dass die jugendliche Idealfrau, wie sie uns aus Hochglanzmagazinen oder Fernsehspots entgegenlacht, angesichts Geburtenrückgang und steigender Lebenserwartung heute weniger repräsentativ ist denn je. Immerhin machen in Deutschland die Frauen in den Wechseljahren etwa 25 Prozent der weiblichen Bevölkerung aus.

Die Forschung hat nun bestätigt, dass ein Zusammenhang zwischen dem Ergrauen der Haare und einer geschädigten Darmflora besteht. Mit der richtigen Ernährung lässt sich hier vieles regulieren.

Den Körper verstehen lernen
und dadurch Ängste und
Vorurteile abbauen

Zeit der Veränderungen

Mit Schwung in die neue Lebensphase

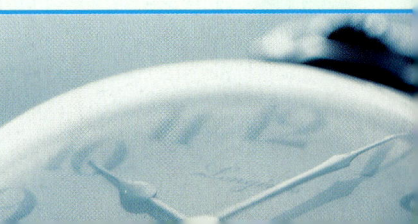

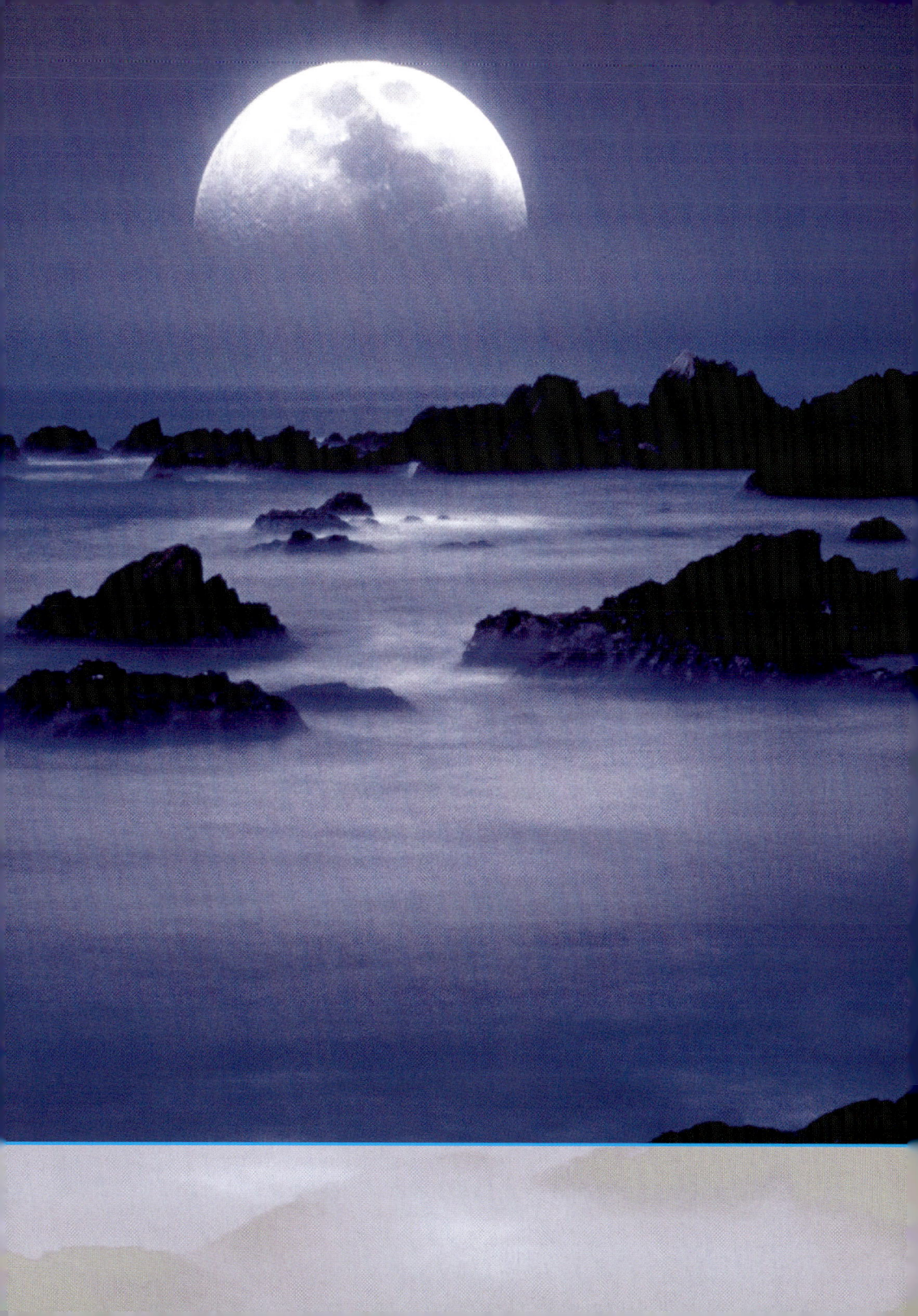

Was passiert in den Wechseljahren?

Mit ihrer ersten Monatsblutung, der so genannten Menarche, beginnt für jede Frau ein zyklisches Geschehen, das ihr Leben von der Pubertät bis zur Menopause maßgeblich prägen wird. Die Periode und das durch den Eisprung (Ovulation) hervorgerufene Ansteigen bzw. Absinken des Hormonspiegels nehmen spürbaren Einfluss auf ihre körperliche und seelische Verfassung.

Wenn eine Frau Beschwerden unterhalb der Taille hat, werden diese im Allgemeinen ohne lange darüber nachzudenken als Menstruationsbeschwerden gesehen. In der Tat haben viele Frauen während ihrer Blutung unter teils ganz erheblichen Krämpfen zu leiden. Bauchschmerzen in der Zyklusmitte werden gerne auf den Eisprung geschoben (Ovulations- oder Mittelschmerz). Und liegen unsere Nerven einmal blank, so heißt es schnell: »Du hast wohl gerade mal wieder deine Tage.«

> Der Körper verändert sich und damit auch die an ihn gestellten Aufgaben. Das ist überhaupt kein Grund zur Trauer, denn nach der körperlichen folgt nun eine andere, geistige Form der Fruchtbarkeit.

Wissen hilft gegen unbegründete Ängste

Im Verlauf der Jahre lernt jede Frau ihren Körper sehr genau kennen und weiß, wie sie sich in den einzelnen Zyklusphasen fühlt. Mit dem Eintreten der Wechseljahre ändert sich dieser innere Rhythmus auf einmal. Das kann Ängste auslösen, denn schließlich könnten hinter den für diese Zeit so typischen Umstellungssymptomen durchaus auch andere, ernst zu nehmende medizinische Ursachen stecken.

Um wirklich zu verstehen, was im eigenen Körper genau geschieht und was dies für Auswirkungen hat, lohnt es sich, einmal diejenigen Mechanismen zu betrachten, die diesem für das Leben einer Frau so prägenden Geschehen zugrunde liegen.

Der weibliche Zyklus

Solange die Eierstöcke (Ovarien) aktiv sind, reift in ihnen allmonatlich ein Teil der darin enthaltenen Eizellen heran und entwickelt sich zu Eibläschen (Follikeln). Nur eines dieser Follikel schafft es zur endgültigen Reife und setzt ein Ei frei. Wird es befruchtet, kommt es zur Schwangerschaft. Ansonsten wird es gemeinsam mit der Gebärmutterschleimhaut (Endometrium) abgestoßen: Die Regelblutung setzt ein.

Dieser Vorgang wird durch bestimmte Hormone geregelt, die in unterschiedlichen Organen gebildet werden. Die am meisten bekannten, typisch weiblichen Hormone Östrogen und Progesteron spielen dabei zwar eine wichtige Rolle, ohne die so genannten Steuerungshormone würde jedoch gar nichts laufen. Wann nämlich wie viel von welcher Substanz ausgeschüttet wird, hängt von einem komplizierten Regelmechanismus ab.

Das Prinzip der Hormonsteuerung

▸ Im Hypothalamus, einer bestimmten Region des Zwischenhirns, wird das Hauptsteuerungshormon, das so genannte gonadotropinfreisetzende Hormon (kurz GnRH vom Englischen »gonadotropin-releasing hormone«) gebildet.

▸ GnRH regt die Hirnanhangsdrüse (Hypophyse) zur Bildung von zwei weiteren Steuerungshormonen an: das follikelstimulierende Hormon (FSH) und das luteinisierende Hormon (LH).

▸ FSH bewirkt die Reifung von Eibläschen. Diese produzieren Östrogen, so dass der Östrogenspiegel im Blut steigt. Ist ein bestimmter Wert erreicht, wird die FSH-Produktion automatisch zurückgefahren.

▸ Gleichzeitig wird vermehrt LH gebildet, das gebraucht wird, um den Eisprung zu ermöglichen.

Zyklusstörungen und wechseljahreähnliche Symptome können auch durch eine Unterfunktion der Schilddrüse (Hypothyreose) ausgelöst werden. Im Zweifelsfall empfiehlt sich also auf jeden Fall eine entsprechende Untersuchung.

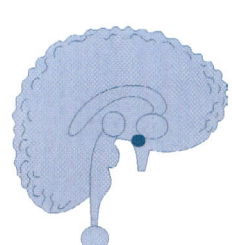

Der Hypothalamus ist die Ausgangsstation für die Steuerung des weiblichen Zyklus.

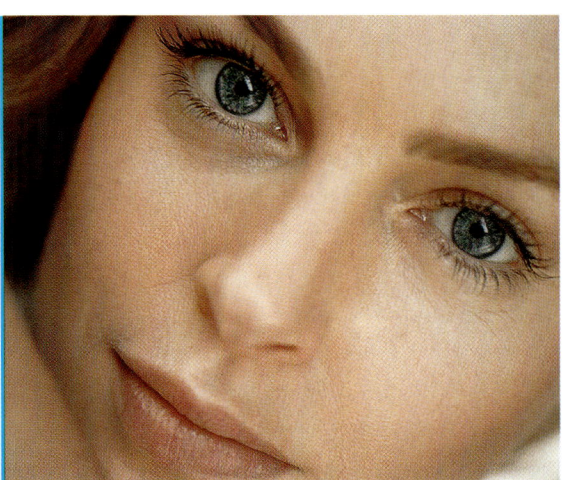

Die natürlichen Schwankungen im Hormonspiegel machen es beinahe unmöglich, ohne längerfristig angelegte Testreihen einen Mangel bzw. eine Überproduktion an Hormonen im Blut festzustellen.

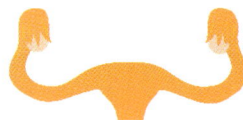

Die bei der Geburt in den Eierstöcken angelegten ein bis zwei Millionen Eizellen reduzieren sich bis zur Menarche auf etwa ein Drittel.

▶ In der nun leeren Eihülle setzt die Produktion des Gelbkörperhormons (Progesteron) ein, das nach erfolgter Befruchtung das Einnisten der Eizelle in der Gebärmutterschleimhaut unterstützt und es in seiner weiteren Entwicklung fördert.

▶ Findet keine Befruchtung statt, sinken der Östrogen- und Progesteronspiegel ab, und die Periodenblutung setzt ein. Die niedrigen Östrogenwerte regen wiederum den Hypothalamus zur Bildung von GnRH an und leiten damit einen neuen Zyklus ein.

Die Eizellen werden weniger

Bei der Geburt sind in den Eierstöcken eines Mädchens etwa ein bis zwei Millionen Eizellen (Oozyten) in noch unreifem Zustand angelegt. Mit dem Wachstum nimmt zwar die Größe der Eierstöcke zu, doch die Zahl der Eizellen verringert sich. Bis zum Eintreten der ersten Regelblutung sind es noch etwa 400 000. Im Lauf der nächsten 25 Jahre geht dieser Verlust weiter, und nach dem 40. Lebensjahr beschleunigt er sich noch einmal. Bei der letzten Periode sind es kaum

mehr als ein paar Tausend. Nur ein winziger Bruchteil des ursprünglichen Millionenvorrats an Eizellen (weniger als 0,001 Prozent) gehen
dabei durch den monatlichen Eisprung verloren.

Die Ursache für die fortschreitende Dezimierung ist eine ganz andere: Die Eierstöcke unterliegen einem permanenten Prozess des Zelltods,
der sich bereits zu Zeiten vollzieht, in der das Altern für die Frau noch
überhaupt kein Thema ist. Sie verfügen damit über eine Art innere Ver-
fallsuhr, die die weibliche Fruchtbarkeit auf die Zeitspanne zwischen
Menarche und Menopause beschränkt.

Die Follikel werden müde

Wie wir gesehen haben, kommt es in unseren Eierstöcken zu einem
kontinuierlichen Abbau des Vorrats an Follikeln. Dieser Prozess schrei-
tet nach dem 40. Lebensjahr noch einmal ganz rapide voran. Außerdem sind inzwischen auch die einzelnen Eibläschen nicht mehr so
funktionstüchtig, wie sie es früher einmal gewesen sind, so dass das
hochsensible hormonelle Zusammenspiel aus seiner natürlichen
Balance gerät.

Selbst bei Frauen, deren Zyklus sich bislang mit uhrwerkartiger Pünkt-
lichkeit vollzogen hat, setzen mit dem Absinken des Östrogenspiegels Blutungsunregelmäßigkeiten ein. Die fortschreitende Ermüdung
der Follikel ist es auch, die schließlich für den Eintritt der Menopause sorgt: Versagen sie den Dienst, sackt die Produktion des wichtigsten
weiblichen Hormons rapide auf ein Minimum ab.

Der Östrogenspiegel ist so niedrig, dass er keine normalen Regelblutungen mehr auslösen kann und es auch nicht mehr schafft, die entsprechenden Rezeptoren im Gehirn zu sättigen. Alle Versuche des fol-
likelstimulierenden Hormons FSH, einen Eisprung auszulösen und
damit die Östrogenproduktion wieder in Gang zu setzen, bleiben
ohne Erfolg.

Bei Frauen über 40 werden die Zyklen meist kürzer. Sie betragen durch-schnittlich 26 Tage im Vergleich zu 28 Tagen bei 20-Jährigen. Mit Beginn der Wechsel-jahre kommt es zu Unregelmäßigkeiten bei den Perioden-blutungen, die auf die nachlassende Funktion der Eier-stöcke und die sin-kende Hormonpro-duktion zurückzu-führen sind.

Im weltweiten Vergleich leiden Japanerinnen nach eigenen Angaben am wenigsten unter wechseljahrebedingten Beschwerden. Wissenschaftler führen dies auf eine Ernährung mit reichlich pflanzlichen Östrogenen, vor allem Soja, zurück.

Folgende Faktoren sprechen für eine frühe Menopause

▶ Das frühe Eintreten der Menopause bei der Mutter oder den älteren Schwestern erhöht die Wahrscheinlichkeit, selbst relativ früh die letzte Blutung zu haben.

▶ Eine Chemotherapie oder Bestrahlungen zehren sehr stark an den Eierstöcken, besonders bei Frauen über 35 Jahren.

▶ Rauchen kann die Erschöpfung der Eierstockfunktion um bis zu zwei Jahre beschleunigen.

▶ Bei Frauen mit kurzen Menstruationszyklen beschleunigt sich durch die vermehrte Ovulation der Verlust an Eizellen.

▶ Es gibt Studien, die einen Zusammenhang zwischen früher Menarche (erste Menstruation vor dem elften Lebensjahr) und einer frühen Menopause herstellen. Andere Untersuchungen kamen jedoch zu entgegengesetzten Ergebnissen.

▶ Bei kinderlosen Frauen tritt die Menopause in der Regel früher ein. Es scheint, als würde der Organismus die ovulationsfreien Zeiten von Schwangerschaften quasi hinten anhängen.

▶ Ein interessantes Phänomen: Bei Frauen, die in großen Höhen über 3000 Metern leben, tritt die Menopause durchschnittlich um zwei Jahre früher ein. Warum das so ist, ist bislang noch nicht geklärt.

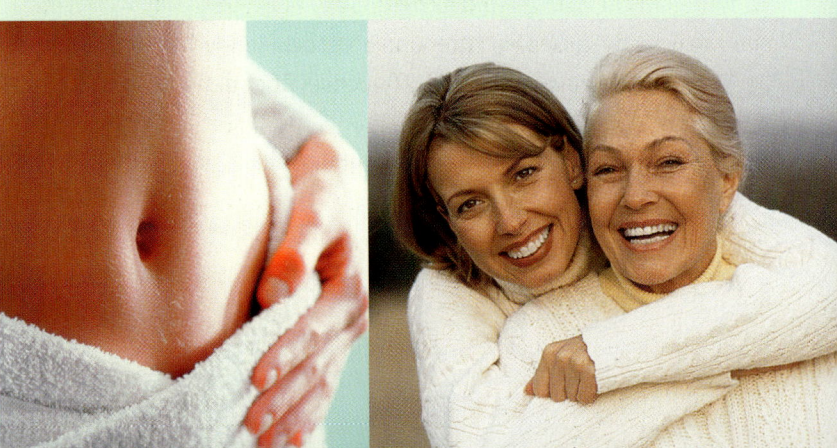

Die Frauen der gleichen Familie machen in der Menopause häufig ganz ähnliche Erfahrungen.

Ein Hormontest bringt Klarheit

Das Ausbleiben des Eisprungs (Anovulation) und der Regel muss nicht unbedingt ein Zeichen für das Einsetzen der Menopause sein. Auch andere Faktoren wie Klimaveränderungen, Kranksein, Stress und radikaler Gewichtsverlust können dahinter stehen. Klarheit bringen Hormontests, die Sie bei Ihrem Frauenarzt durchführen lassen können. Dabei werden der FSH- und der Östrogenspiegel bestimmt. Hohe FSH- und niedrige Östrogenwerte deuten auf den Beginn der Wechseljahre hin.

Wegen der zyklusbedingten Schwankungen reicht jedoch ein einmaliger Hormontest nicht für eine zuverlässige Diagnose aus: Zu Beginn des Zyklus ist der Östrogenwert nämlich generell niedrig, um dann nach und nach anzusteigen. Auch wenn der Hormonhaushalt aus irgendeinem Grund durcheinander geraten ist und einmal kein Follikel heranreift, kann der Laborbefund irreführend sein. Dann nämlich haben wir weniger Östrogen, dafür aber umso mehr FSH im Blut – genau wie in der Menopause. Wenn im darauf folgenden Monat die »trägen« Follikel durch das reichlich vorhandene FSH aus ihrem Dornröschenschlaf geweckt werden, wird wieder reichlich Östrogen produziert, so dass der Hormonstatus dann völlig normal aussieht.

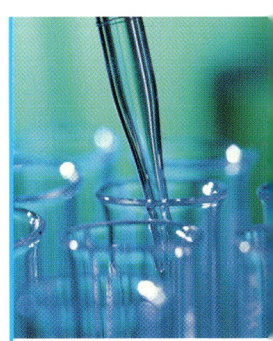

Ein Hormontest muss mehrmals durchgeführt werden, um den Beginn der Wechseljahre sicher zu bestimmen.

Die weiblichen Geschlechtshormone

Der monatliche Zyklus wirkt sich nicht nur auf typisch weibliche Organe wie Eierstöcke, Gebärmutter und Brust aus, sondern beeinflusst den gesamten Organismus vom Stoffwechsel über den Kreislauf bis hin zum Wasserhaushalt. Das deutlichste Signal hierfür ist die Körpertemperatur, die nach dem Eisprung um 0,4 bis 0,6 °C ansteigt. Auch neben ihrer Funktion im Zyklusgeschehen haben die weiblichen Geschlechtshormone also große Bedeutung.

Männer und Frauen tragen beide sowohl einen weiblichen als auch einen männlichen Anteil an Hormonen in sich, der je nach Veranlagung unterschiedlich ausgeprägt ist. In den Wechseljahren steigt bei den Frauen der Anteil an männlichen Hormonen durch das Absinken des Östrogenspiegels an, was z. B. einen leichten Bartwuchs zur Folge haben kann.

Welches Hormon reguliert was?

▶ DIE ÖSTROGENE nehmen Einfluss auf die Verteilung des Fettgewebes und prägen damit das typisch weibliche Erscheinungsbild. Sie wirken stimulierend auf die Durchblutung und Feuchtigkeitsversorgung aller Gewebe, schützen die Gefäße, steigern den Blutdruck und wirken stimmungsaufhellend.

Auch für die Knochengesundheit sind sie wichtig, denn sie unterstützen die Aufnahme von Kalzium über den Darm und regen gleichzeitig die Produktion von Kalzitonin an – einem Schilddrüsenhormon, das verhindert, dass den Knochen zu viel Kalzium entzogen wird.

▶ DAS PROGESTERON ist gemeinsam mit Östrogen an der Regulation nahezu aller weiblichen Fortpflanzungsfunktionen beteiligt. Es bestimmt die Umwandlung der Gebärmutterschleimhaut in der zweiten Zyklushälfte und sorgt unabhängig von den Östrogenen für die nach dem Eisprung einsetzende Erhöhung der Körpertemperatur. Im Fachjargon wird dies als thermogenetischer Effekt des Hormons bezeichnet.

▶ DAS PROLAKTIN ist das wichtigste »Brusthormon«. Es ist nicht nur für den Beginn der Milchproduktion nach der Geburt zuständig, sondern stimuliert auch das Wachstum der Brustdrüsen. Während der Wechseljahre ist es im Zusammenspiel mit Progesteron und Östrogen am Umbau des Brustgewebes beteiligt.

Auch Frauen brauchen Testosteron

Neben weiblichen Geschlechtshormonen werden im Frauenkörper auch männliche Hormone – vor allem Testosteron – gebildet. Auch sie spielen in den Zyklusabläufen eine wichtige Rolle. In den Wechseljahren gewinnen sie zusätzliche Bedeutung. Kommt es nämlich in dieser Zeit zu einer drastischen Reduktion der Östrogenproduktion in den Eierstöcken (es werden nur noch etwa zehn Prozent der früheren Menge gebildet), sinkt die Ausschüttung von männlichen Hormonen in sehr viel geringerem Maß ab, so dass sich das hormonelle Gleichgewicht in Richtung »männlich« verschiebt. Dass das eine oder andere Barthaar an der Oberlippe sprießt, mag von diesem Wechsel künden. Der Körper aber weiß diese Umstellung zu nutzen, um den Östrogenmangel zumindest teilweise auszugleichen. Er optimiert einen Umwandlungsprozess, der ansatzweise schon immer vorhanden war, und wandelt das im Fettgewebe, in den Muskeln und in der Haut eingelagerte Testosteron in Östrogen um.

Die Last mit den Pfunden

Dass sich in der zweiten Lebenshälfte Fettpölsterchen so viel hartnäckiger auf den Hüften halten als früher, hat einen guten Grund: Der Körper nutzt sie, um daraus Östrogen zu gewinnen.
Übergewichtige menopausale Frauen haben mehr von dem weiblichen Geschlechtshormon als ihre schlankeren Geschlechtsgenossinnen. Die zusätzlichen Pfunde wirken sich damit zwar lindernd auf Wechseljahrebeschwerden aus und schützen in gewisser Weise vor durch Östrogenmangel begünstigten Krankheiten wie Osteoporose oder auch Alzheimer.
Dennoch sind sie nicht nur vorteilhaft für die Gesundheit. So gilt Übergewicht beispielsweise als einer der Risikofaktoren für Herzerkrankungen sowie Brust-, Gebärmutter- und Eierstockkrebserkrankungen. Es lohnt sich also weiterhin, auf eine gute Figur zu achten.

> Füllige Frauen merken von den beschriebenen äußerlichen Veränderungen ihrer Brust wenn überhaupt, dann meist nur sehr wenig. Schlankere Frauen hingegen nehmen sie deutlicher wahr. Bei ihnen werden die Brüste kleiner.

Zyklusunregelmäßigkeiten

Mit den klimakteriumsbedingten Umstellungen im Hormonhaushalt gerät bei immerhin 90 Prozent aller Frauen der Monatszyklus über einen längeren Zeitraum hinweg aus dem Takt. Anders als man im Hinblick auf die bevorstehende Menopause vielleicht glauben möchte, sind dabei durchaus nicht nur längere Zyklen und schwächer werdende Blutungen zu registrieren. Im Gegenteil: Bei vielen Frauen verkürzt sich der Zyklus zunächst einmal und dauert manchmal auch nur 20 Tage. Auch kann es gelegentlich zu ausgesprochen starken, lange anhaltenden Blutungen kommen.

Die typischen Veränderungen

Um Ängste abzubauen, hilft es in jedem Fall, die Zusammenhänge zu kennen. Im Zweifelsfall empfiehlt sich aber generell ein Besuch beim Frauenarzt, und sei es nur, um Ihre Nerven zu schonen. Wissen Sie nämlich definitiv, dass Ihre Symptome wirklich rein klimakterisch bedingt und damit nichts Ungewöhnliches sind, können Sie sicher sehr viel gelassener damit umgehen.

Verkürzte Zyklen

Kommt es zu wechseljahrebedingten Störungen in der Follikelreifung, bleibt der Eisprung entweder ganz aus, oder die Eizelle wird vorzeitig ausgestoßen. Die Östrogenproduktion fällt entsprechend dürftig aus. Die Folge ist eine vorzeitig einsetzende Menstruation.

Längere Zyklen

Manchmal entwickelt sich ein Follikel zwar bis zur Reife, macht aber dann eine so genannte pseudo-ovulatorische Veränderung durch. Das bedeutet, es findet kein Eisprung statt. Trotzdem wird Progesteron produziert – und zwar über einen ungewöhnlich langen Zeitraum, denn das solchermaßen aus der Art geschlagene Follikel vergisst ganz schnell, dass es nach dem Eisprung eigentlich nur eine Lebensspanne von zwei Wochen haben sollte. Während es sich weiter abmüht, Hormone zu produzieren, kann es zu anhaltenden prämen-

Die Menstruation hört in den Wechseljahren nicht schlagartig auf, sondern auch das ist ein langsamer Veränderungsprozess. Die unregelmäßigen Blutungen werden von typischen Wechseljahrebeschwerden begleitet wie Hitzewallungen, Stimmungsschwankungen oder Schlafstörungen.

struellen Symptomen kommen. Erst wenn es dann nach einiger Zeit endlich abstirbt, kommt es zu einer verspäteten Blutung und die unangenehmen prämenstruellen Symptome verschwinden.

Ausbleiben der Regel

Gelegentlich kann es auch zu einer Pseudomenopause kommen: Dabei reift kein einziger dominanter Follikel heran, und die Östrogenwerte pendeln sich infolgedessen über Wochen oder gar Monate auf einem niedrigen Niveau ein. Die Gebärmutterschleimhaut baut sich nicht auf und kann folglich auch nicht abgestoßen werden. Dennoch gibt die Hypophyse nicht so schnell auf: Sie produziert so lange das Steuerungshormon FSH, bis schließlich doch noch ein Follikel mobilisiert wird. Damit läuft die Östrogenproduktion wieder an, und die Gebärmutterschleimhaut verdickt sich. Schließlich wird sie ganz normal abgestoßen, und die Blutung setzt ein.

Schmier- und Zwischenblutungen

Es kann vorkommen, dass sich zwar mehrere Follikel entwickeln, aber kein dominantes Eibläschen mit ausreichender Fähigkeit zur Progesteronbildung heranreift. In einem solchen Fall ist die Gebärmutterschleimhaut nur dem Einfluss von Östrogen ausgesetzt. Ohne das

Um die in den Wechseljahren entstehende Östrogenlücke nicht zu groß werden zu lassen, sollten Sie in erster Linie Pflanzenkost essen. Die darin enthaltenen Phytoöstrogene sind ein ausgezeichneter und natürlicher Hormonersatz.

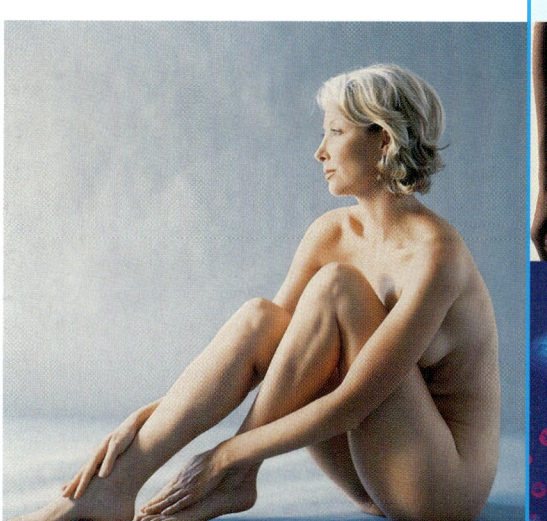

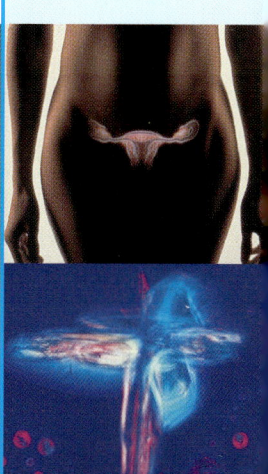

Östrogen unter dem Mikroskop (rechts unten). Das »Hormon der Weiblichkeit« reguliert die Funktion der Geschlechtsorgane.

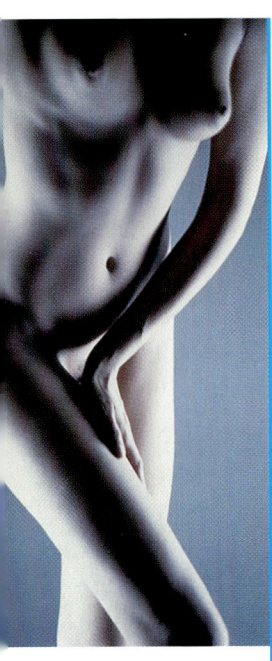

anregende Progesteron lösen sich Scheimhautstückchen ab, und es kommt zu einer Blutung. Der Organismus versucht, den Schaden zu reparieren, so dass die Blutung wieder aufhört. Doch schon kurz darauf beginnt die Schleimhaut erneut, sich zu lösen.

Ungewöhnlich lang anhaltende oder starke Blutungen

Bleibt der Eisprung aus und wird zwar Östrogen, aber kein Progesteron gebildet, können sich die Drüsen der Gebärmutterschleimhaut zystisch erweitern. Wird die über einen langen Zeitraum hinweg aufgebaute Schleimhaut schließlich abgestoßen, kommt es zu einer besonders starken und lange anhaltenden Blutung.

Und was ändert sich sonst noch?

Wie beschrieben beschränken sich die Wirkungen des weiblichen Hormonhaushalts keinesfalls auf das allmonatliche Zyklusgeschehen. Besonders der sinkende Östrogenspiegel macht sich auf Dauer deutlich bemerkbar, denn das Hormon spielt eine zentrale Rolle beispielsweise in der Erhaltung von Haut und Schleimhäuten. Steht zu wenig von dem Hormon zur Verfügung, kann es mit der Zeit zu einem regelrechten »Aushungern« des Gewebes kommen.

*Schenken Sie
Ihrem Körper
die liebevolle
Aufmerksam-
keit, die er
verdient!*

Die Vagina

Die Durchblutung ist nicht mehr so gut, wie sie früher einmal war, die Schleimhaut wird zunehmend dünner, und im Gebärmutterhals wird deutlich weniger Schleim abgesondert. Bei sexueller Stimulation und beim Geschlechtsverkehr wird die Scheide nicht mehr so feucht. Die Scheidenmuskulatur verliert an Elastizität, was sich negativ auf die sexuelle Erlebnisfähigkeit auswirken kann. Wie Sie dennoch ungetrübte Lust erleben können, erfahren Sie ab Seite 92.

Blase und Harnröhre

Beide Organe stammen entwicklungsgeschichtlich betrachtet aus dem gleichen Gewebe wie die Vagina. In dem Maß, wie der Östrogenspiegel absinkt, erschlaffen auch das Bindegewebe und die Muskulatur im Bereich des unteren Harntrakts.

Damit es gar nicht erst zu lästigen Beschwerden wie häufigem Harndrang oder auch Inkontinenzproblemen kommt, empfiehlt sich ein regelmäßiges Beckenbodentraining. Solche Übungen können unter Umständen sogar dann helfen, wenn es bereits zu massiveren Senkungsbeschwerden gekommen ist und eine Operation in Erwägung gezogen wird.

Die Brüste

Die weiblichen Brüste reagieren besonders empfindsam auf hormonelle Veränderungen jeder Art. Mehrmals im Leben ändern sie ihre Form und Beschaffenheit – in der Pubertät, im Verlauf des monatlichen Zyklus, während der Schwangerschaft und natürlich auch in den Wechseljahren:

▶ Das Drüsengewebe bildet sich in Bindegewebe um, und es wird vermehrt Fettgewebe eingelagert.

▶ Die Brust wird wesentlich weicher, und die Zeit der Birnenform beginnt.

▶ Daneben kommt es bei vielen Frauen in der zweiten Lebenshälfte zu gutartigen Gewebeveränderungen, so genannten Mastopathien, die sich nach der Menopause oft von ganz allein zurückbilden.

Die Ursachen sind vielfältig, haben aber immer mit einer Verschiebung des hormonellen Gleichgewichts zu tun: zu wenig Progesteron, zu viel Prolaktin und paradoxerweise manchmal auch zu viel Östrogen, wie es in den Wechseljahren hauptsächlich durch eine Hormonersatztherapie vorkommen kann.

Schmier- und Zwischenblutungen sind in den Wechseljahren nicht ungewöhnlich und können in diesem Zusammenhang immer wieder auftreten. Dennoch sollten Sie zur Sicherheit die Ursache abklären lassen, um ein Myom, Polypen oder eine Krebserkrankung sicher auszuschließen.

Die Haut

Dieses Organ zeigt schon lange vor dem Einsetzen der Wechseljahre die ersten Anzeichen des Alterns. Mit 50 ist sie nun einmal längst nicht mehr so elastisch, fest und weich wie in jungen Jahren. Dass sich dieser Prozess mit dem Einsetzen des Klimakteriums noch einmal beschleunigt, liegt wiederum am sinkenden Östrogenspiegel. Schließlich ist das Hormon der Schlüssel zur Feuchtigkeitsspeicherung in den Geweben. Ist weniger davon vorhanden, kommt es zu einem Rückgang des Kollagengehalts, die Haut wird dünner, empfindlicher und trocknet zunehmend aus.

Durch hautfreundliche Lebensgewohnheiten (Verzicht auf Zigaretten und Alkohol, vitalstoffreiche Ernährung, ausreichender Schlaf, viel Pflege) lässt sich die Hautalterung zwar nicht stoppen, aber zumindest mildern.

Die Knochen

Die Beschaffenheit der Knochen ist ebenfalls von der hormonellen Umstellung der Wechseljahre betroffen. Ist Östrogen in ausreichenden Mengen vorhanden, bremst es den Abbau von Knochenmasse, der über die Nebenschilddrüsen stimuliert wird, und sorgt dafür, dass aus der Nahrung im Darm möglichst viel von der Hauptbausubstanz, dem Kalzium, aufgenommen wird. Gleichzeitig stimuliert es auch die Produktion des Schilddrüsenhormons Kalzitonin, das den Kalziumentzug aus den Knochen bremst. Je tiefer der Östrogenspiegel sinkt, umso größer ist also das Risiko, an Osteoporose – einem Abbau der Knochenmasse – zu erkranken. Gezieltes und regelmäßiges Belastungstraining und kalziumreiche Ernährung halten die Knochen stark. Auch ein häufiger Kontakt mit Sonnen- oder Tageslicht kann helfen, denn er kurbelt die Produktion von Vitamin D an, das die Resorption von Kalzium im Darm fördert.

Osteoporose wird heute leider in vielen Fällen erst entdeckt, wenn bereits Knochenbrüche aufgetreten sind. Erste Symptome der Krankheit wie häufige Gliederschmerzen, Weichteilrheumatismus oder plötzlich einschießende Schmerzen werden oft fälschlicherweise mit anderen Ursachen in Verbindung gebracht.

Herz und Kreislauf

Diese beiden Bereiche sind von den Wechseljahren eher indirekt betroffen. Östrogene haben nämlich eine schützende Wirkung auf das Herz und die Gefäße, so dass Frauen in jüngeren Jahren in dieser Hinsicht um ein Vielfaches gesünder leben als Männer. Mit den hormonellen Verschiebungen des Klimakteriums und der nachlassenden Produktion von Östrogen hebt sich dieser Vorteil mehr und mehr auf.

Rein statistisch gesehen nimmt die Zahl der Herzinfarkte und Schlaganfälle bei Frauen in den Jahren nach der Menopause zu. Die Ursachen hierfür sind vielschichtig: In erster Linie sind sie jedoch in der Doppelbelastung von Familie und Beruf zu finden. Mit einem gezielten Antistressprogramm und der optimal ausgewogenen und vitaminreichen Ernährung können Sie diesem Risiko entgegenwirken und viel dazu beitragen, Ihre Gesundheit auf Dauer zu erhalten und bleibende Schäden zu verhindern.

Das vegetative Nervensystem

Zuständig für die Weiterleitung von Steuerungsreizen an das Gehirn, zeigt sich das vegetative Nervensystem gelegentlich durch die aus dem Gleichgewicht geratene hormonelle Balance überfordert und reagiert mit Störungen. Die »fliegenden Hitzen«, die immerhin der Hälfte aller Frauen in den Wechseljahren zu schaffen machen, sind auf ebensolche Fehlreaktionen zurückzuführen. Tees, homöopathische Mittel und ätherische Öle können Ihnen Linderung bringen, auch mit Hilfe der richtigen Ernährung lässt sich einiges steuern. Zusätzlich können Sie auch mit Magnesium und Kalzium für Nervennahrung sorgen, damit auch in turbulenten Zeiten die Nerven nicht ihren Dienst versagen. Reichlich enthalten sind diese Mineralien in Vollkornprodukten, Nüssen, Gemüse und Salat.

Nehmen Sie die Signale Ihres Körpers ernst. Herzprobleme sind kein Fall für die Selbsttherapie. Wenden Sie sich im Zweifelsfall an Ihren Arzt. Kritische Warnsymptome sind starkes Herzjagen, Druckgefühl im Brustbereich und Schmerzen im Bereich des Brustbeins oder (ausstrahlend) im linken Arm.

Mit der Naturheilkunde Körper
und Seele in Einklang bringen

Hilfe aus Natur
und Medizin

Wechseljahrebeschwer-
den natürlich behandeln

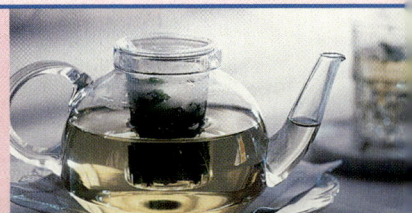

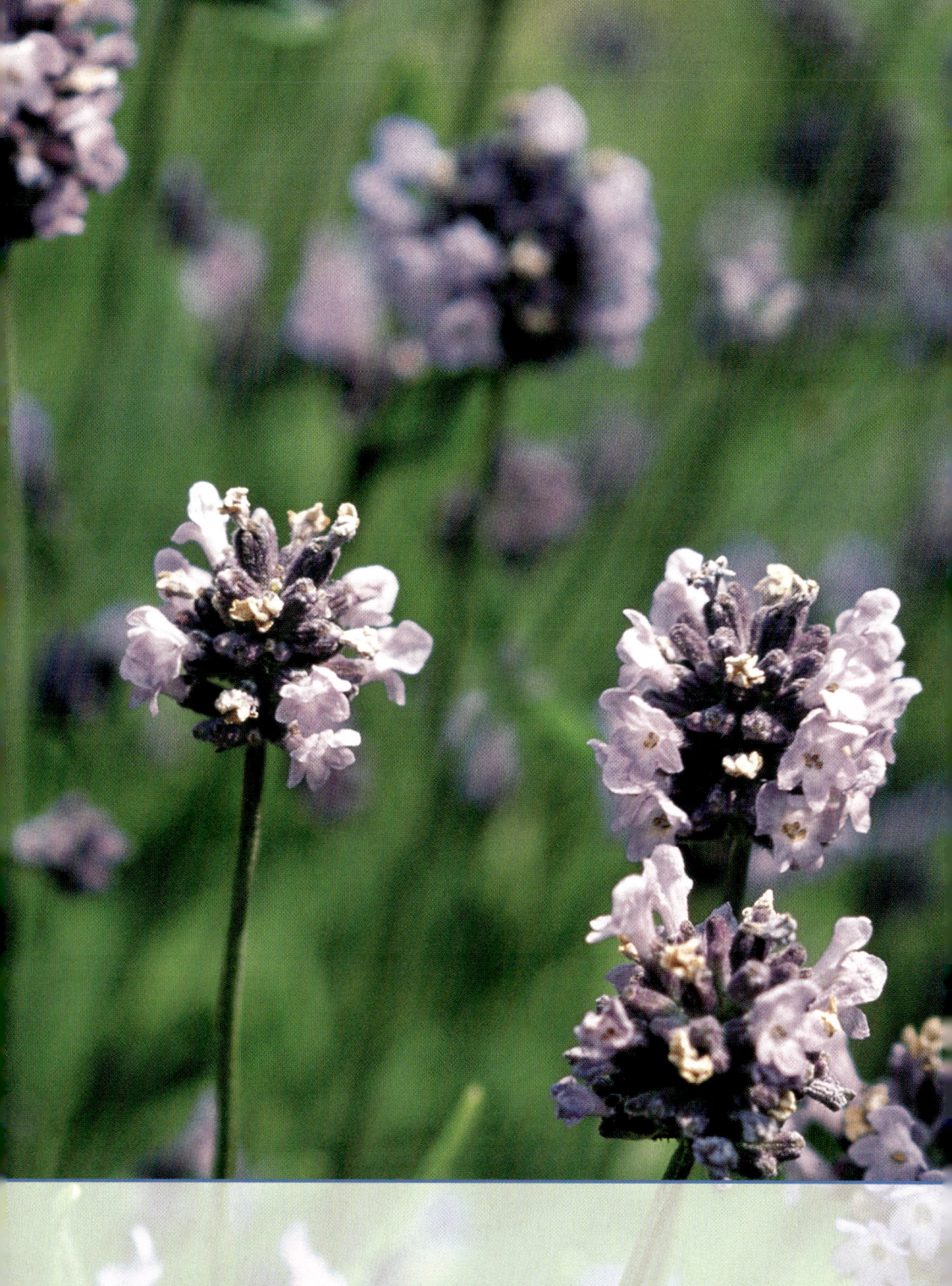

Naturheilmittel für mehr Wohlbefinden

Die Naturheilkunde versteht sich heute nicht mehr als Konkurrenz zur Schulmedizin, sondern als deren Ergänzung. Beide Bereiche haben ihre Daseinsberechtigung, und die Schulmedizin greift dort, wo die Naturheilkunde nicht mehr helfen kann, z. B. bei lebensbedrohlichen Erkrankungen oder in der Chirurgie.

Geht es nach dem großen Arzt und Wegbereiter der modernen Medizin Theophrastus Bombastus von Hohenheim, besser bekannt unter dem Namen Paracelsus (1493 – 1541), hält die Natur für jede Beschwerde ein Heilmittel bereit. Und tatsächlich haben viele Kräuter und Pflanzen – selbst solche, die wir als Unkraut einstufen – eine erstaunliche Heilwirkung. Die Pflanzenheilkunde oder »Phytotherapie« kennt auch zahlreiche Gewächse, die speziell zum Ausgleich des wechseljahrebedingten Hormondefizits eingesetzt werden können. Sie stellen eine gute Alternative für all jene dar, die mit klimakterischen Beschwerden zu tun haben, die sich aber keiner Hormonersatztherapie unterziehen möchten. Auch Frauen, bei denen die Einnahme von Hormonen aufgrund der bereits genannten Gegenindikationen nicht möglich ist, können nach Rücksprache mit ihrem behandelnden Arzt unter Umständen auf pflanzliche Substanzen ausweichen.

Die Hormonumstellung erleichtern

Durch die Anwendung der nachstehenden Heilpflanzen werden Sie bei der Linderung Ihrer wechseljahrebedingten Beschwerden spürbare Erfolge erzielen.

Benediktusdistel (Carduus benedictus)

Sie gleicht hormonelle Schwankungen auf sanfte und weitgehend nebenwirkungsfreie Weise aus. Gleichzeitig unterstützt sie die Sauerstoffversorgung des Gehirns und hilft damit dem Gedächtnis und der Konzentrationsfähigkeit auf die Sprünge.

Dong Quai (Angelica sinensis, Angelica acutiloba)

Diese Pflanze wird in China schon seit mindestens 2000 Jahren als Medikament verwendet und gilt als das Stärkungsmittel für Frauen schlechthin. Sie enthält Nährstoffe für die weiblichen Drüsen, stärkt die Gebärmutter und lindert die Wechseljahrebeschwerden. Wegen ihrer leicht menstruationsfördernden Wirkung sollte allerdings bei sehr starken Blutungen von einer Einnahme abgesehen werden.

Mönchspfeffer (Vitex agnus castus)

Der Mönchspfeffer wirkt über die Hirnanhangsdrüse regulierend auf die Sexualhormone produzierenden Drüsen ein und lindert auf diese Weise zahlreiche Wechseljahrebeschwerden. Insbesondere das Spannungsgefühl in den Brüsten und auch Hitzewallungen lassen sich mit der Pflanze lindern. Achtung: Das Mittel dämpft die Libido. Schon der griechische Arzt und Pharmakologe Dioskurides berichtete, dass »der Samen der Pflanze den Drang zum Beischlaf mäßigt«, und Mönche versprachen sich von ihr Unterstützung bei der geforderten Enthaltsamkeit – diesem Umstand und dem scharfen Geschmack ihrer Beeren verdankt die Pflanze ihren Namen.

Vorsicht auch bei pflanzlichen Mitteln

Die in hormonaktiven Arzneipflanzen enthaltenen Substanzen sind für den Organismus zwar verträglicher als synthetische Medikamente, doch auch sie greifen in das Körpergeschehen in einer für den Laien oft nicht vorherzusehenden Weise ein. Aus diesem Grund sollten Sie unbedingt von einer Eigenmedikation absehen. Wenden Sie sich lieber an einen erfahrenen Heilpraktiker. Er kann die für Sie persönlich am besten geeigneten Mittel austesten.

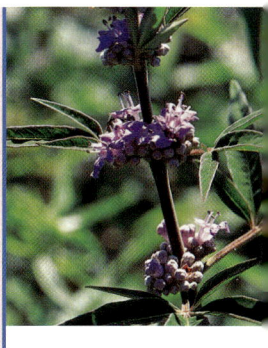

Ein bewährtes Mittel bei Hitzewallungen: Mönchspfeffer.

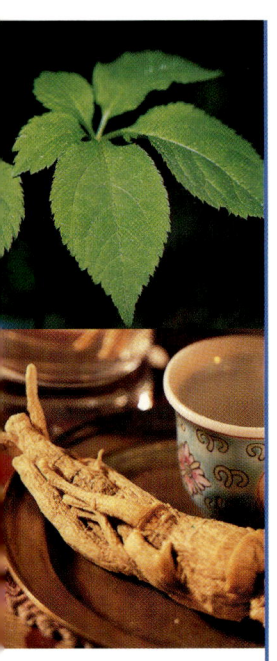

Bei der Ginsengpflanze wird nur die Wurzel medizinisch verwendet.

Sarsaparilla (Smilax utilis)

Eine südamerikanische Stechwindenart, die natürliche Vorstufen von Progesteron und Testosteron enthält. Neben einer allgemein stabilisierenden Wirkung auf den Hormonhaushalt werden Symptome wie Energiemangel, Antriebslosigkeit und Müdigkeit gelindert. So wird die Umstellung als weniger anstrengend erlebt. Am besten ist die Wirkung in Kombination mit Ginseng.

Ginseng (Panax ginseng)

In seiner ursprünglichen Heimat China, Japan und Korea genießt die Wurzel seit Jahrtausenden höchstes Ansehen als Stärkungsmittel sowohl für Frauen als auch für Männer. Im Volksmund wird er dementsprechend Allheilwurzel genannt. Mit seinem Gehalt an östrogen-, progesteron- und testosteronverwandten Wirkstoffen wirkt Ginseng stabilisierend auf den Hormonhaushalt. Gleichzeitig verbessert er die Vitalität und Leistungskraft. Von den im deutschsprachigen Raum erhältlichen Fertigpräparaten ist Extrakt aus koreanischem Ginseng (Panax ginseng) am wirksamsten. Preiswertere Ginsengarten wie Panax quinquefolius und Panax repens sind sehr viel weniger effizient.

Süßholz (Glycyrrhiza glabra)

Süßholz stimuliert die Nebennieren und enthält kortisonartige Substanzen, die denen der Nebennierenhormone ähneln. Damit werden die Nebennieren in ihrer Aufgabe unterstützt, für die nachlassende Hormonproduktion der Eierstöcke Ersatz zu liefern.

Achtung: Nicht in hohen Dosierungen einnehmen, denn dann kann das Mittel wegen seiner wassereinlagernden Wirkung den Blutdruck in die Höhe treiben. Nicht in Kombination mit Digitalispräparaten anwenden.

Wanzenkraut oder Traubensilberkerze (Cimicifuga racemosa)

Schon von den Indianern wurde diese Heilpflanze bei Frauenbe-schwerden verwendet. Mittlerweile hat man die positive Wirkung bei klimakterischen Befindlichkeitsstörungen in wissenschaftlichen Studien nachgewiesen. Dank ihrer östrogenähnlichen Inhaltsstoffe fangen die aus der Wurzel des Wanzenkrauts gewonnenen pflanz-lichen Extrakte hormonelle Schwankungen ab. Hitzewallungen wer-den gelindert, Haut und Schleimhäute bewahren mehr Feuchtigkeit, und dank der krampflösenden Wirkung verlaufen Blutungen weniger schmerzhaft. Gleichzeitig werden psychische und psychovegetative Störungen wie Nervosität, Reizbarkeit, depressive Verstimmungen, Schlaflosigkeit und Herzklopfen gemildert. Gerade bei solchen Sym-ptomen kann das positive Ergebnis durch die Kombination mit Johan-niskrautpräparaten (Hypericum) noch gesteigert werden.

Wolfstrapp (Lycopus europaeus)

Der Wolfstrapp bremst die Schilddrüsenfunktion und wirkt auf diese Weise indirekt auf den Östrogenhaushalt ein. Auf weitgehend neben-wirkungsfreie Weise kann damit bei Hitzewallungen und Span-nungsgefühl in den Brüsten eine deutliche Linderung erzielt werden.

Östrogen aus dem Bienenstock

Das Bienenkittharz Propolis und der von den Arbeitsbienen produ-zierte Futterstoff für die Bienenkönigin Gelée royale können eben-falls zur Behandlung und Vorbeugung von Wechseljahrebeschwer-den eingesetzt werden. Sie enthalten neben östrogenähnlichen Phytohormonen auch Substanzen, die das Aromataseenzym aktivie-ren. Dieses Enzym ist im Fettgewebe von Frau und Mann enthalten und ist zuständig für den Umbau des männlichen Geschlechtshor-

Pflanzenmittel brau-chen in der Regel länger als syntheti-sche Präparate, um ihre ganze Heilwir-kung zu entfalten. Meist ist mit einer Einnahmezeit von mindestens zwei bis drei, manchmal auch vier bis sechs Wochen zu rechnen, um eine deutliche Linderung zu spü-ren. Erwarten Sie also nicht, dass sich quasi über Nacht eine Besserung ein-stellt.

mons Testosteron in weibliches Östrogen. In umfangreichen Untersuchungen an der Universität Wien wurde nachgewiesen, dass sich durch eine Behandlung mit den Östrogenhelfern aus dem Bienenstock typische Beschwerden wie Leistungsabfall, Schlafstörungen, Depressionen, Gelenkschmerzen und Hitzewallungen zuverlässig lindern oder sogar ganz beseitigen lassen. Gleichzeitig wirken diese natürlichen Hormone gegen Osteoporose und bremsen den Alterungsprozess. Auch Vitalität und Gedächtnisleistung werden durch die Einnahme verbessert.

Die Vorteile von natürlichen Hormonen

Interessant sind Propolis und Gelée royale noch in anderer Hinsicht: Anders als synthetische Ersatzöstrogene üben die Bienenpräparate keinen negativen Einfluss auf Brust und Gebärmutter aus. Im Gegenteil: Eine australische Studie belegt, dass Naturöstrogene sogar eine Senkung des Risikos einer Brustkrebserkrankung um bis zu 60 Prozent bewirken können.

Allergikerinnen sollten dennoch vorsichtshalber auf andere Mittel ausweichen. Wegen des Pollengehalts könnte es nämlich unter Umständen zu schweren Unverträglichkeitsreaktionen kommen. Hier bietet sich Kürbiskernöl als Alternative an, das ebenfalls zur Aktivierung des Aromataseenzyms eingesetzt werden kann.

Beschwerden mit Heiltees lindern

Neben den oben genannten hormonaktiven Phytotherapeutika gibt es viele andere Heilpflanzen, die Ihre Selbstheilungskräfte anregen und mit denen Sie Ihr Wohlbefinden in der Phase der Hormonumstellung steigern können. Sie werden nicht nur als Tropfen und Dragees, sondern auch als Tee angeboten. In dieser relativ schwach wirksamen Form sind sie durchaus für eine Eigenbehandlung geeignet.

So hilfreich natürliche Hormone bei manchen Wechseljahrbeschwerden sein können, so gibt es dennoch auch Krankheitsbilder, die durch Östrogen verschlimmert werden, wie Myome, Eierstockzysten oder hormonabhängige Tumore. Konsultieren Sie sicherheitshalber immer Ihren Arzt!

Homöopathischer Hormonausgleich

Speziell zum Ausgleich des wechseljahrebedingten Hormondefizits gibt es auch homöopathisch aufbereitete Östrogene und Gestagene, die bei akuten Befindlichkeitsstörungen ebenso wie zur Langzeitbehandlung eingesetzt werden können.

In vielen Fällen lässt sich der Hormonhaushalt damit auf sanfte und natürliche Weise zuverlässig stabilisieren, ohne die oft erheblichen Nebenwirkungen und Risiken einer schulmedizinischen Hormonersatztherapie in Kauf nehmen zu müssen.

Gerade in den Wechseljahren sollten Sie Ihre Kräfte für den Spaß am Leben einsetzen und nicht alle Energiereserven für den Erhalt der Gesundheit verbrauchen müssen. Lassen Sie sich von der Natur helfen!

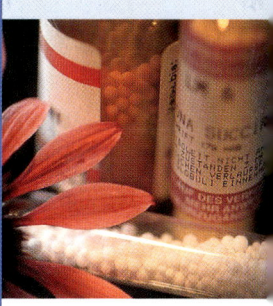

Dennoch sollten Sie auch hier nicht nach dem Motto »Je mehr, umso besser« verfahren. Regelmäßig über einen längeren Zeitraum getrunken, genügen täglich ein bis zwei Tassen Tee vom Kraut Ihrer Wahl.

Auch die Homöopathie kann helfen

Wenn klimakterische Beschwerden Ihr Wohlbefinden trüben und Sie diese Wendezeit als mühsam und anstrengend empfinden, kann neben der Phytotherapie auch die Homöopathie Linderung bringen und helfen, körpereigene Energiereserven besser zu nutzen. Wird nämlich die körperliche und seelische Belastungsgrenze dauernd überschritten, muss der Organismus all seine Kräfte aufwenden, um sich zu schützen und seine Reparaturmechanismen in Gang zu halten. Die Folge: schwindende Vitalität und damit hohe seelische und körperliche Anfälligkeit – auch für Wechseljahresymptome. Letztlich sind Ihre Beschwerden also nichts anderes als der spürbare Versuch Ihres Körpers, seine innere Ordnung wiederherzustellen. In eben diesem Unterfangen können ihn homöopathische Mittel unterstützen.

Homöopathische Mittel sind hochwirksam, müssen jedoch genau auf die persönlichen Bedürfnisse abgestimmt werden.

Die Selbstheilungskräfte aktivieren

Der von ihrem Begründer Dr. Samuel Hahnemann (1755 – 1843) geschaffene Begriff »Homöopathie« bedeutet übersetzt so viel wie »Heilen mit Ähnlichem« – im Gegensatz zur Heilung mit entgegengesetzt Wirkendem, der Allopathie, wie sie von Schulmedizinern praktiziert wird. Während Letztere gezielt gegen Symptome vorgeht und die Ursachen der Befindlichkeitsstörung nicht immer ergründet, unterstützt die Homöopathie den Körper als gleichgesinnter Partner dabei, seine Selbstheilungskräfte gezielt auf das aus der Balance geratene System zu lenken.

Der Weg, mit der die Homöopathie dies bewirkt, mag auf den ersten Blick paradox erscheinen: Sie heilt Krankheiten mit einer Substanz, die bei einem Gesunden ähnliche Krankheitssymptome erzeugen würde. Die Wirkungsumkehr wird durch ein besonderes Verfahren zur Arzneiherstellung, der so genannten Potenzierung, erzielt. Hierbei wird der Ausgangsstoff auf genau festgelegte Weise so oft verdünnt, dass in dem fertigen Mittel rein analytisch betrachtet nur noch verschwindend wenig oder gar nichts mehr von der Ursprungssubstanz nachweisbar ist. Bei genauer Einhaltung der Dosierungsvorschriften können damit selbst Stoffe, die ansonsten als hochgiftig gelten, zu Heilzwecken verabreicht werden.

In der Homöopathie ist das Ähnlichkeitsgesetz »Similia similibus curentur« (»Ähnliches wird mit Ähnlichem geheilt«) von Dr. Samuel Hahnemann das wichtigste Prinzip. Schon Hippokrates und Paracelsus wussten um die Möglichkeiten dieser Methode. Auch in der Schulmedizin kommt sie zur Anwendung, z. B. bei Impfungen und bestimmten Allergietherapien.

Ein hoch komplexes Auswahlverfahren

Wenngleich es eine Reihe von guten Handbüchern gibt, in denen das Prinzip Hahnemanns verständlich erklärt wird, kommt man bei vielschichtigen Symptombildern, wie sie für die Wechseljahre typisch sind, kaum ohne fachkundige Hilfe weiter. Jede Frau reagiert anders auf die Belastungen und Anforderungen dieser Zeit, und um erfolgreich zu sein, muss die Behandlung ganz auf ihre persönlichen Bedürfnisse zugeschnitten werden.

So erfordern Hitzewallungen bei einer kräftigen Frau mit roten Wangen und einer Neigung zu Bluthochdruck letztlich ganz andere Mittel als Schweißausbrüche bei einer zarten, blassen Frau, die unter Energiemangel leidet.

Um solche Unterschiede zu erfassen, hat die Homöopathie ein komplexes System entwickelt, bei dem die Auswahl der passenden Arzneien nicht nach Symptomen, sondern nach so genannten Mittelbildern erfolgt. Diese Mittelbilder orientieren sich an den körperlichen, seelischen und geistigen Besonderheiten des Menschen und haben damit ein auf die individuellen Bedürfnisse zugeschnittenes Präparat zum Ergebnis. Man muss schon über eine gewisse Erfahrung verfügen, um eine umfassende Behandlung erfolgreich durchführen zu können. Wenn Sie sich beim Heilpraktiker oder Arzt homöopathisch behandeln lassen möchten, sollten Sie also unbedingt sicherstellen, dass er sich auf Homöopathie spezialisiert hat und über ausreichend Erfahrung verfügt, um eine entsprechende Anamnese zu erstellen und sich außerdem auch ausreichend Zeit für Sie nehmen kann.

Fertige Mischungen

Um das System von Hahnemann in der Praxis zugänglicher und leichter anwendbar zu machen, bieten verschiedene Hersteller auch so genannte Komplexmittel an. In diesen sind mehrere homöopathische Einzelmittel so kombiniert, dass eine allgemeine Zuordnung zu bestimmten Symptomen möglich ist. Mit solchen Präparaten lässt sich in den meisten Fällen das für die Wechseljahre typische Auf und Ab des Hormonspiegels so weit nivellieren, dass die klimakterischen Beschwerden entweder nur noch in abgeschwächter Form oder im Idealfall gar nicht mehr auftreten. Auch hier sollten Sie sich bei der Auswahl des richtigen Präparates von einem Heilpraktiker oder naturheilkundlich arbeitenden Arzt beraten lassen.

Bei bestimmten ätherischen Ölen ist Vorsicht geboten, da sie die Wirksamkeit homöopathischer Arzneimittel aufheben. Dazu gehört beispielsweise auch Pfefferminz- und Eukalyptusöl, das in vielen Zahnpastas enthalten ist. Achten Sie bei einer homöopathischen Behandlung also unbedingt auch darauf, wo Sie solche Stoffe verwenden.

Östrogenhelfer in der Nahrung

Die folgenden Nahrungsmittel haben einen besonders hohen Gehalt an Phytoöstrogenen: Datteln, Kartoffeln, Hafer, Yamswurzel Karotten, Paprikaschoten, Kirschen, Granatäpfel, Knoblauch, Tomaten, Oliven, Äpfel, Sojabohnen, Auberginen.

Neben den beschriebenen Behandlungsmethoden können Sie Ihrem Körper auch noch auf eine ganz einfache und natürliche Weise helfen, die Hormonumstellung besser zu verkraften: durch optimale Ernährung. Es gibt eine Reihe von Früchten, Kräutern und Gemüsearten, die einen reichen Vorrat an so genannten Phytoöstrogenen – pflanzlichen Vorstufen des Östrogens – enthalten. Diese werden von den Darmbakterien in Sexualhormone umgewandelt, so dass der Körper über die Ernährung wechseljahrebedingte Hormondefizite etwas ausgleichen kann. Eine britische Studie hat ergeben, dass sich bei Wechseljährigen der Östrogenspiegel um 40 Prozent erhöht, wenn der tägliche Kalorienbedarf über 14 Tage hinweg zu zehn Prozent durch Nahrungsmittel bestritten wird, die reich an Phytoöstrogenen sind.

Soja – das Geheimrezept aus Asien

In ihrer Heimat gehört die Sojabohne (Glycine max) zu den wichtigsten Nahrungsmitteln. Ob als Sauce, Sprossen oder Tofu – Soja wird vor allem wegen seines hohen Gehalts an wertvollem pflanzlichen Eiweiß geschätzt. Vergleichende Untersuchungen zum Gesundheitsstatus verschiedener Völker deuten nun auf weitere Vorteile hin: Wechseljahrebeschwerden sind bei asiatischen Frauen so gut wie unbekannt. Gleichzeitig ist eine geringere Anfälligkeit für hormonabhängige Tumorbildungen wie Brustkrebserkrankungen und auch für Osteoporose zu verzeichnen. Interessanterweise hebt sich dieser Vorteil auf, sobald die sojareiche Kost westlichen Ernährungsformen weicht. Die von der weißen Bohne ausgehende Schutzwirkung ist den darin in großen Mengen enthaltenen Phytoöstrogenen – den so genannten Isoflavonen – zu verdanken. Mit deren Hilfe lassen sich Hormonmangelzustände abfangen, ohne die bedrohlichen Wirkungen von Östrogen (Erhöhung des Risikos einer Krebserkrankung) in Kauf nehmen zu müssen. Dies liegt daran, dass die pflanzliche Variante ihre Wirkung im Körper über einen anderen Rezeptor vermittelt als synthetische Hormonpräparate oder körpereigene Östrogene.

Ersatzhormone aus dem Reformhaus

Sojaprodukte sollten gerade in und nach den Wechseljahren auf keinem Speisezettel fehlen. Doch viele europäische Frauen vertragen Soja einfach nicht und reagieren darauf mit zum Teil heftigen Blähungen. Auch geschmacklich ist das asiatische Hauptnahrungsmittel nicht eines jeden Sache. Und der Verzehr von 200 Gramm Tofu oder einem halben Liter Sojamilch täglich sind notwendig, um die wirksame Menge von 40 bis 50 Milligramm Isoflavone überhaupt zu erreichen. Dennoch brauchen Sie auf die Vorteile von Soja nicht zu verzichten. Inzwischen gibt es die nützliche Bohne nämlich als Kapseln zur Nahrungsergänzung zu kaufen. Besonders optimal sind Kombipräparate aus Soja und Leinsamen, der so genannte Lignane enthält – auch das sind Substanzen mit östrogenähnlicher Struktur, die zur sanften Stabilisierung des Hormonhaushalts beitragen.

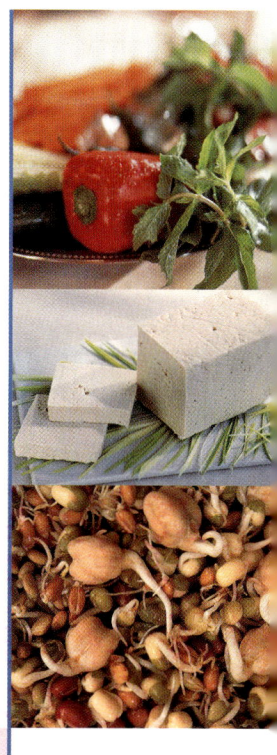

Beste Wirkung durch gute Verdauung

Phytoöstrogene werden im Verdauungsprozess durch die Bakterien der Darmflora so aufbereitet, dass sie ihre positiven Wirkungen im Körper entfalten können. Ist die Darmflora z. B. nach der Einnahme von Antibiotika oder bei Durchfall geschwächt, werden die Schutzstoffe nicht in ausreichender Menge aktiviert. Eine gute Verdauung ist daher von zentraler Bedeutung. Für eine optimale Umwandlung werden die Pflanzenhormone am besten über den Tag verteilt eingenommen.

Tofu, Sprossen und Keimlinge und natürlich frisches Obst und Gemüse versorgen Sie mit natürlichem Phytoöstrogen.

Hormone als Wundermittel?

Zur generellen Hormontherapie gibt es Tabletten, Tropfen, Spritzen oder Pflaster. Zur lokalen Anwendung, beispielsweise bei Scheidentrockenheit, gibt es entsprechende Präparate als Salbe, Gel, Scheidenzäpfchen oder Darmzäpfchen.

Noch vor ein paar Jahren wurden Hormonpräparate geradezu euphorisch als eine Art Jungbrunnen für die Frau gepriesen. Während des Klimakteriums auf Ersatzhormone zu verzichten, so hieß es, sei fast als würde man dem Körper die lebenswichtigen Vitamine vorenthalten. Und in der Tat: Ist erst einmal das richtige Präparat gefunden, lassen sich damit die typischen Wechseljahrebeschwerden meist gut in den Griff bekommen.

Die Euphorie hat sich mittlerweile jedoch etwas gelegt, haben doch zahlreiche wissenschaftliche Studien die Risiken dieser Therapie aufgezeigt. Vor allem der mögliche Zusammenhang mit einer erhöhten Anzahl von Brustkrebserkrankungen hat dazu geführt, dass der Einsatz der so genannten Hormonsubstitution in der Fachwelt inzwischen kontrovers diskutiert wird. Fest steht, dass Hormonpräparate erst nach sorgfältigem, individuellem Abwägen der Vor- und Nachteile und nur bei wirklich massiven Beschwerden verordnet werden sollten. Dessen ungeachtet verschreiben Ärzte heutzutage zehnmal so häufig eine Hormonbehandlung wie noch 1985. In den USA und in England nehmen sogar noch sehr viel mehr Frauen regelmäßig solche Medikamente ein als bei uns.

Keine leichte Entscheidung

Ob Sie sich persönlich zu einer Hormonsubstituierung entschließen oder lieber darauf verzichten sollten, diese Frage können letztlich nur Sie selbst beantworten. Je besser Sie über die Vor- und Nachteile einer solchen Therapie informiert sind, desto mehr Klarheit haben Sie bei Ihrer Entscheidung – leicht wird sie Ihnen dennoch nicht fallen. Lassen Sie sich von Ihrem Arzt beraten, und sprechen Sie dabei auch ganz offen Ihre Ängste und Bedenken an. Hören Sie bei alledem auf

Ihre innere, Stimme, und lassen Sie sich von Ihrer Intuition leiten. Zu begreifen, dass nicht nur Ärzte und Fachleute wissen, was gut für Sie ist, gehört zum Lern- und Emanzipationsprozess der Wechseljahre.

Es gibt Alternativen

Manche Gynäkologen empfehlen eine Hormonbehandlung bereits als vorbeugende Maßnahme. Bevor Sie sich jedoch zu einer solchen Behandlung entschließen, sollten Sie bedenken, dass sich viele der klimakterischen Beschwerden auch gut mit alternativen Behandlungsmethoden wie beispielsweise der Phytotherapie, der Homöopathie und einer phytohormonreichen Ernährung behandeln lassen. Bevor Sie also Ersatzhormone einnehmen, empfiehlt es sich, es erst einmal mit diesen natürlichen, nebenwirkungsfreien Therapiemöglichkeiten zu versuchen. Als Schulmediziner ist der Gynäkologe oft nicht der richtige Ansprechpartner, um Sie über solche Behandlungsalternativen zu informieren. Hier hilft Ihnen eher ein guter Heilpraktiker oder naturheilkundlich arbeitender Arzt weiter.

Eine generelle Empfehlung für oder wider die Hormonersatztherapie kann nicht gegeben werden. Neben den eindeutig belegbaren Vorteilen und auch Risiken der Behandlung stehen die verschiedensten, teils widersprüchlichen praktischen Erfahrungen, die Frauen damit gemacht haben.

Statistiken mit Vorsicht genießen

Die Befürworter der Hormonersatztherapie führen zur Untermauerung ihres Standpunkts gerne Statistiken auf der Basis wissenschaftlicher Studien an. Und es klingt in der Tat überzeugend, wenn es heißt, dass sich durch die Einnahme von synthetischen Hormonen nicht nur die durchschnittliche Zahl der Osteoporose- und Herzinfarktfälle reduzieren ließe, sondern auch Krankheiten wie Alzheimer verhindert werden könnten.

Die Gegner der Hormonsubstitution führen ihrerseits statistische Zahlen ins Feld und kontern, die Hormonpräparate würden das Risiko einer Brust- oder Gebärmutterkrebserkrankung steigern. Ob sie nun zur Untermauerung des einen oder anderen Standpunkts ver-

Eine ausführliche Aufklärung durch den Arzt im Hinblick auf ernste Erkrankungen wie beispielsweise Osteoporose ist gerade in den Wechseljahren sehr wichtig.

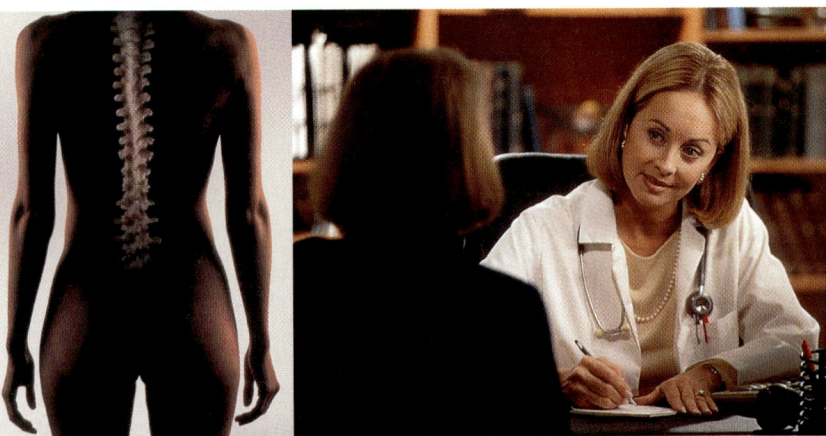

Akute Unregelmäßigkeiten im Hormonhaushalt kann man mit homöopathischen Mitteln ausgezeichnet ausgleichen, ohne den Körper zu sehr zu belasten. Beraten Sie sich aber mit Ihrem Arzt oder Heilpraktiker über das für Ihre Bedürfnisse am besten geeignete Mittel.

Die richtige Behandlungsmethode finden

Wechseljahrebeschwerden lassen sich in vielen Fällen mit natürlichen Therapieformen lindern. Gelingt dies nicht, können Ersatzhormone eine sinnvolle Alternative sein. Es wäre also falsch, sie aus übertriebener Treue zur sanften Medizin grundsätzlich abzulehnen. Genauso wenig sollte man sie aber auch als Allheilmittel betrachten.

wendet werden – zu Bedenken bleibt stets, dass als Basis der Statistik in der Regel ausschließlich das Alter herangezogen wird. Andere wichtige Faktoren wie beispielsweise bestimmte Lebensgewohnheiten (Rauchen, Ernährung etc.), körperliche Fitness und seelisches Befinden werden hingegen vollkommen außer Acht gelassen. Dieser Umstand kann zu teils gravierenden Verzerrungen der Ergebnisse führen. Im Extremfall können sich die Resultate sogar widersprechen. Mit Statistiken lässt sich eben immer nur ein Teil der Realität erfassen. Das wirklich Entscheidende ist letztendlich die persönliche Situation eines jeden Menschen.

»Konjugierte« und »natürliche« Ersatzhormone

Der Zweck der Substitutionstherapie – so der medizinische Fachausdruck für die Hormonersatztherapie – ist es, die Wechseljahrebeschwerden sowie die mit dem Östrogenmangel eng verbundenen Alterserscheinungen durch die Zufuhr von Hormonpräparaten aufzufangen. Es gibt zwei verschiedene Varianten:

▸ »Konjugierte« Östrogene: Sie werden aus dem Urin trächtiger Stuten gewonnen und heißen daher auch Equidenöstrogene (d.h. beim Pferd vorkommende Östrogene). Der Nachteil dieser Präparate: Sie enthalten verschiedene Hormonvarianten, die beim Menschen nicht in dieser Form vorkommen und vom Organismus daher nur relativ langsam abgebaut werden können. Dies stellt eine ziemliche Belastung für die Leber dar. Bei entsprechenden Untersuchungen konnten solche aus Stutenurin gewonnenen Hormone auch drei Monate nach Absetzen der Therapie noch im Blut der betreffenden Frauen nachgewiesen werden.

▸ »Natürliche« Östrogene: Hierbei handelt es sich um Substanzen, die zwar teilweise oder auch vollständig synthetisch hergestellt werden, die aber den Hormonen entsprechen, die im Menschen vorkommen und damit für die Leber verträglicher sind. Sie werden innerhalb von drei Tagen abgebaut und sind dann im Blut nicht mehr nachweisbar.

Kombipräparate senken das Risiko

Es gibt verschiedene Östrogene, die sich von ihrer Wirkung her unterscheiden. Chemisch gewonnenes Östriol und Östradiol wirken generell stärker als die konjugierten Östrogene und werden daher geringer dosiert. Östriol ist von der Wirkung her schwächer als Östradiol.

Manche Ärzte sehen in der Hormonersatztherapie eine Art allgemeine Vorbeugemaßnahme gegen Osteoporose und Herz-Kreislauf-Erkrankungen. Die Schutzwirkung setzt jedoch erst nach sieben Jahren regelmäßiger Einnahme ein, weswegen eine kurzfristige Behandlung mit Hormonpräparaten in jedem Fall mehr schadet als nützt.

Es hat zwar etwas weniger Nebenwirkungen, ist aber beispielsweise nicht zur Osteoporosevorbeugung geeignet. In der Hormonersatztherapie werden Östrogene in der Regel nicht allein, sondern immer in Kombination mit Gestagenen (d. h. synthetischem Progesteron) gegeben, da diese eine gewisse Hemmwirkung auf das durch die Gabe von Östrogen erhöhte Risiko einer krankhaften Zellvermehrung ausüben.

Eine neue Generation – Designeröstrogene

Auch auf dem Gebiet der Hormontherapie wird ständig weiter geforscht. Das Ergebnis: Neben den oben beschriebenen konjugierten und synthetisch hergestellten Ersatzöstrogenen wurde jüngst eine neue Art von Steuersubstanzen – die so genannten SERM (»Selective Estrogen Receptor Modulators«) entwickelt. Mit Hilfe dieser Steuersubstanz kann es gelingen, bei gefährdeten Frauen gezielt den Knochenabbau zu bremsen, ohne ein erhöhtes Risiko von

Viele Frauen reagieren auf bestimmte Hormonpräparate mit Unverträglichkeitserscheinungen und müssen erst diverse Mittel ausprobieren, bevor sie das richtige finden. Mögliche unangenehme Nebenwirkungen sind Magenschmerzen, Übelkeit, schmerzhafte Schwellungen der Brust, Wassereinlagerungen, Gewichtszunahme und Kopfschmerzen.

Wann dürfen Hormonpräparate auf keinen Fall genommen werden?

▸ Bei bestehender Lebererkrankung oder -schädigung (z. B. einer akuten oder chronischen Hepatitis)

▸ Bei einer frischen Venenthrombose oder einer bekannt erhöhten Thromboseneigung

▸ Bei hormonabhängigen Krebserkrankungen der Brüste, Eierstöcke oder der Gebärmutter

▸ Bei unklaren Blutungen

▸ Nach einem Schlaganfall

▸ Bei erblich bedingten Störungen im Fettstoffwechsel

*Veränderun-
gen der Brust
oder auch
des Gewichts
können durch
Hormone
hervorgeru-
fen werden.*

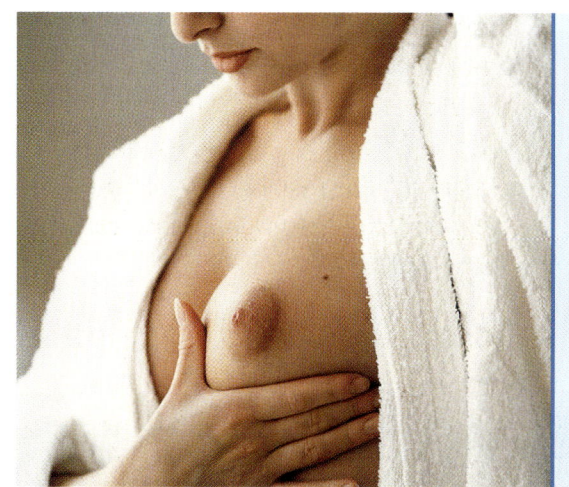

Auch niedrig dosiert
sind Hormone hoch-
wirksame Stoffe, die
in Regelmechanis-
men des Körpers
eingreifen. Lernen
Sie deshalb Ihren
Körper ganz genau
kennen, und über-
prüfen Sie ihn regel-
mäßig auf Verände-
rungen.

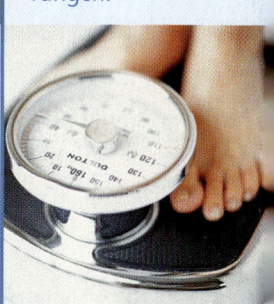

Brustkrebserkrankungen sowie Wucherungen der Gebärmutterschleimhaut in Kauf nehmen zu müssen. Ganz und gar ohne Nebenwirkungen ist dieses neuartige Präparat allerdings leider auch nicht,
denn wie Östrogen erhöht auch diese Substanz die Thrombosege-
fahr und das Risiko von Erkrankungen der Gallenblase.

Die Hormonersatztherapie

Hormonpräparate sind hochwirksame Medikamente und aus-
nahmslos verschreibungspflichtig. Sie dürfen vom Arzt nur nach einer
gründlichen Untersuchung und nach Abklärung möglicher Risiken
verschrieben werden. Darüber hinaus sind regelmäßige Kontrol-
len notwendig: Neben einer Überprüfung der Blutdruck-, Blutfett-
und Leberwerte muss dabei ein Abstrich vom Muttermund gemacht
werden. Während der Einnahme von Hormonen sollten Sie sich zusätzlich alle sechs bis zwölf Monate einer Vorsorgeuntersuchung zur
Früherkennung von Brustkrebserkrankungen unterziehen.

Nach der operativen Entfernung der Eierstöcke vor den Wechseljahren ist eine Hormonersatztherapie sinnvoll, ebenso bei einer sehr frühen Menopause vor dem 45. Lebensjahr, bei Osteoporose und bei sehr starken Hitzewallungen, die auf eine andere Behandlung nicht ansprechen.

Nicht unproblematisch – die Einstellungsphase

Von den Pharmaunternehmen wird eine Vielzahl von Präparaten angeboten, deren individuelle Verträglichkeit ähnlich wie bei der Antibabypille weitgehend von der Kombination und Dosierung der darin enthaltenen Hormone abhängt. Eine Hormonbehandlung muss immer speziell auf Ihre ganz persönlichen Bedürfnisse zugeschnitten sein. Selbst ein erfahrener Mediziner wird in der Regel nicht auf Anhieb das jeweils passende Präparat finden können. Oft sind für eine erfolgreiche Medikation mehrere Versuche notwendig, und diese Einstellungszeit wird von den meisten der betroffenen Frauen als ziemlich mühsam erlebt.

Hormonersatztherapie – was dafür spricht …

▸ Ist das auf die individuellen Bedürfnisse und die besondere Situation der Frau abgestimmte Präparat gefunden, lassen sich damit die typischen Wechseljahrebeschwerden (Zyklusunregelmäßigkeiten, Hitzewallungen, Schweißausbrüche, Schlafstörungen etc.) in den Griff bekommen. Diese Wirkung ist jedoch zeitlich begrenzt: Wird das Präparat abgesetzt, melden sich auch die Beschwerden zurück.

▸ Manche Studien sagen Östrogenpräparaten eine Schutzwirkung für die Herzgefäße nach. Andere Untersuchungen belegen das Gegenteil. So ergab die amerikanische Hers-Studie, bei der vier Jahre lang Östrogen-Gestagen-Präparate im Vergleich zu Plazebos getestet wurden, dass im ersten Behandlungsjahr statt eines Schutzeffekts das Risiko für Herz und Kreislauf sogar noch steigt. Dieser Vorteil scheint sich erst bei langfristiger Einnahme einzustellen.

▸ Östrogen- sowie Östrogen-Gestagen-Kombipräparate können die Knochenneubildung fördern und damit der Osteoporose entgegenwirken. Allerdings lässt sich dieser Effekt auch mit einer kalzium- und phytohormonreichen Ernährung und viel Bewegung erreichen.

▸ Auf Östrogenmangel zurückzuführende Scheiden- und Blasen-probleme – darunter auch der unangenehme, aber unwillkürliche Harnabgang beim Husten, Niesen oder bei körperlicher Belastung, unter dem viele Frauen im Klimakterium leiden – lassen sich in 40 bis 70 Prozent der Fälle mit einer Östrogentherapie bessern.

▸ Wenngleich Östrogene für die Stoffwechselfunktion im Gehirn keine zentrale Rolle spielen, scheint es einen Zusammenhang zwischen Östrogenmangel und dem Auftreten der Alzheimerschen Krankheit zu geben. Das kann daran liegen, dass Östrogene die Blutgefäße im Gehirn ebenso positiv beeinflussen wie die Herzkranzgefäße. Ob hier tatsächlich eine Schutzwirkung besteht, ist wissenschaftlich noch nicht endgültig erwiesen.

... und was dagegen

▸ Dass Östrogene Brust- und Gebärmutterkrebserkrankungen auslösen können, gilt mittlerweile als erwiesen. Eine jüngst veröffentlichte Studie, die das Bremer Institut für Präventionsforschung und Sozialmedizin in Zusammenarbeit mit dem Wissenschaftlichen Institut der AOK durchgeführt hat, kommt sogar zu dem Schluss, dass ein wesentlicher Teil der Neuerkrankungen in diesem Bereich auf die Durchführung von Hormonersatztherapien zurückgeht. Besonders gefährdet seien Frauen, die über Jahre hinweg Hormone einnehmen, um chronischen Krankheiten vorzubeugen. Zur Minderung des Risikos werden Östrogene heute nur noch in Kombination mit Gelbkörperhormonen (natürliches Progesteron oder die synthetische Variante Gestagen) verabreicht. In dieser Verbindung wird die wachstumsfördernde Wirkung des Östrogens gebremst.

▸ Progesteron bzw. Gestagen, das meist zyklisch – d. h. pro Monat jeweils 10 bis 14 Tage lang parallel zur Östrogentherapie – verordnet wird, birgt seinerseits einen gravierenden Nachteil: Die meisten Frau-

Abzuraten ist von einer Hormonersatz-therapie nach einer Brust- oder Gebär-mutterkrebsopera-tion, bei Gebärmut-termyomen, bei Migräne, bei Epilepsie, bei schweren Fällen von Diabetes, bei Bluthochdruck sowie nach Thrombosen und nach Embolien.

Das Alter mit Hormonersatz austricksen funktioniert nicht. So sinnvoll die Therapie bei bestimmten Beschwerden ist, so wenig kann sie den Alterungsprozess aufhalten.

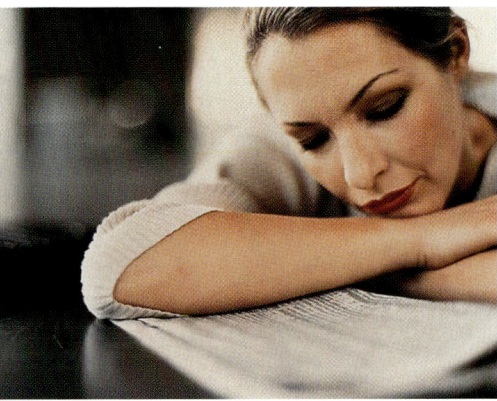

Tabletten sind keine Lösung bei Abgeschlagenheit und Müdigkeit.

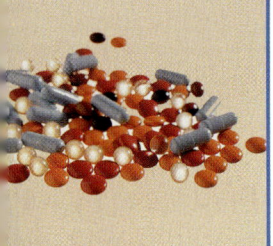

en bekommen in der einnahmefreien Woche nach Absetzen des Präparats eine Blutung und sogar Krämpfe. Um dies zu vermeiden, haben manche Hersteller niedrig dosierte Östrogen-Progesteron-Kombinationspräparate auf den Markt gebracht, die tagtäglich kontinuierlich genommen werden und keine solche Entzugsblutung auslösen.

▸ Gestagene scheinen eine Reihe der Vorteile aufzuheben, die die Östrogentherapie verspricht: Sie können Müdigkeit und Niedergeschlagenheit auslösen und lassen die Schleimhäute dünner werden, was zu gehäuften Blasenreizungen, Scheidentrockenheit und -infektionen führen kann.

▸ Ob in Kombination mit Gelbkörperhormonen oder alleine genommen: In jeder Verabreichungsform können Östrogene die Bildung von Gallensteinen begünstigen. Besonders Frauen, die mehrere Schwangerschaften erlebt haben und die daher ohnehin ein größeres Risiko tragen, sollten hier vorsichtig sein. Das Gleiche gilt für Frauen mit deutlichem Übergewicht.

▸ Verschiedene Untersuchungen haben ergeben, dass die Einnahme von Hormonen ein Ansteigen des Risikos für Thrombosen und Embolien zur Folge hat.

- Wenngleich wissenschaftliche Langzeitstudien dies so nicht eindeutig belegen, haben viele Frauen das Gefühl, mit der Einnahme von Östrogenen dicker zu werden. Tatsache ist, dass Östrogene vermehrt Flüssigkeit im Gewebe binden und es so zu Wassereinlagerungen und einer Gewichtszunahme kommen kann. Gestagene wirken außerdem appetitanregend, und auch das wirkt sich möglicherweise nachteilig auf das Körpergewicht aus – ein Fakt, der in dieser ohnehin hoch sensiblen Zeit zusätzlich am Selbstbewusstsein nagen kann. Auch »schwere Beine« und Spannungen in den Brüsten sind häufige Nebenwirkungen der Hormonpräparate.

- Etwa jede zehnte Frau zeigt Unverträglichkeitsreaktionen auf einzelne Hormonpräparate, so dass unter Umständen mehrere Medikamente ausprobiert werden müssen, bis das richtige gefunden ist. Während dieser sich oft über Monate hinziehenden Einstellungsphase leiden die Betroffenen meist unter massiven Beschwerden. Manchmal bleibt die Suche nach der geeigneten Behandlung auch ganz ohne Erfolg.

- Bei der Verwendung von Hormonpflastern, so genannten Transdermalpflastern, kann es passieren, dass empfindliche Frauen auf den verwendeten Klebstoff oder das Pflastermaterial an sich allergisch reagieren.

Fazit – nur für wenige verträglich

Den möglichen Vorteilen einer Hormonersatztherapie stehen eine ganze Reihe von zum Teil gravierenden Nebenwirkungen gegenüber. Als langfristige Maßnahme zur Verhinderung von Osteoporose, Herzinfarkt und Alzheimer zweifelhaft, nehmen immer mehr Fachleute von dieser Behandlungsmethode Abstand. Lediglich die Kurzzeitbehandlung zur Linderung akuter Wechseljahrebeschwerden ist weiterhin unumstritten.

Hormonpräparate sind kein Jungbrunnen, auch wenn die Haut durch Wassereinlagerungen kurzfristig deutlich glatter und erfreulich gestrafft wirkt. Der Effekt verschwindet allerdings sofort wieder nach Absetzen des Medikaments.

Von Kopf bis Fuß auf Schönheit
eingestellt – Ernährung und Pflege für
die gehobenen Ansprüche

Gesund, attraktiv und top in Form

Gut aussehen ist keine
Frage des Alters!

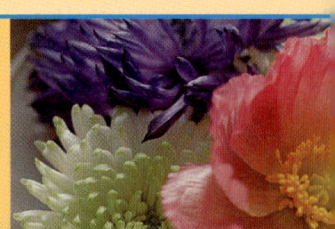

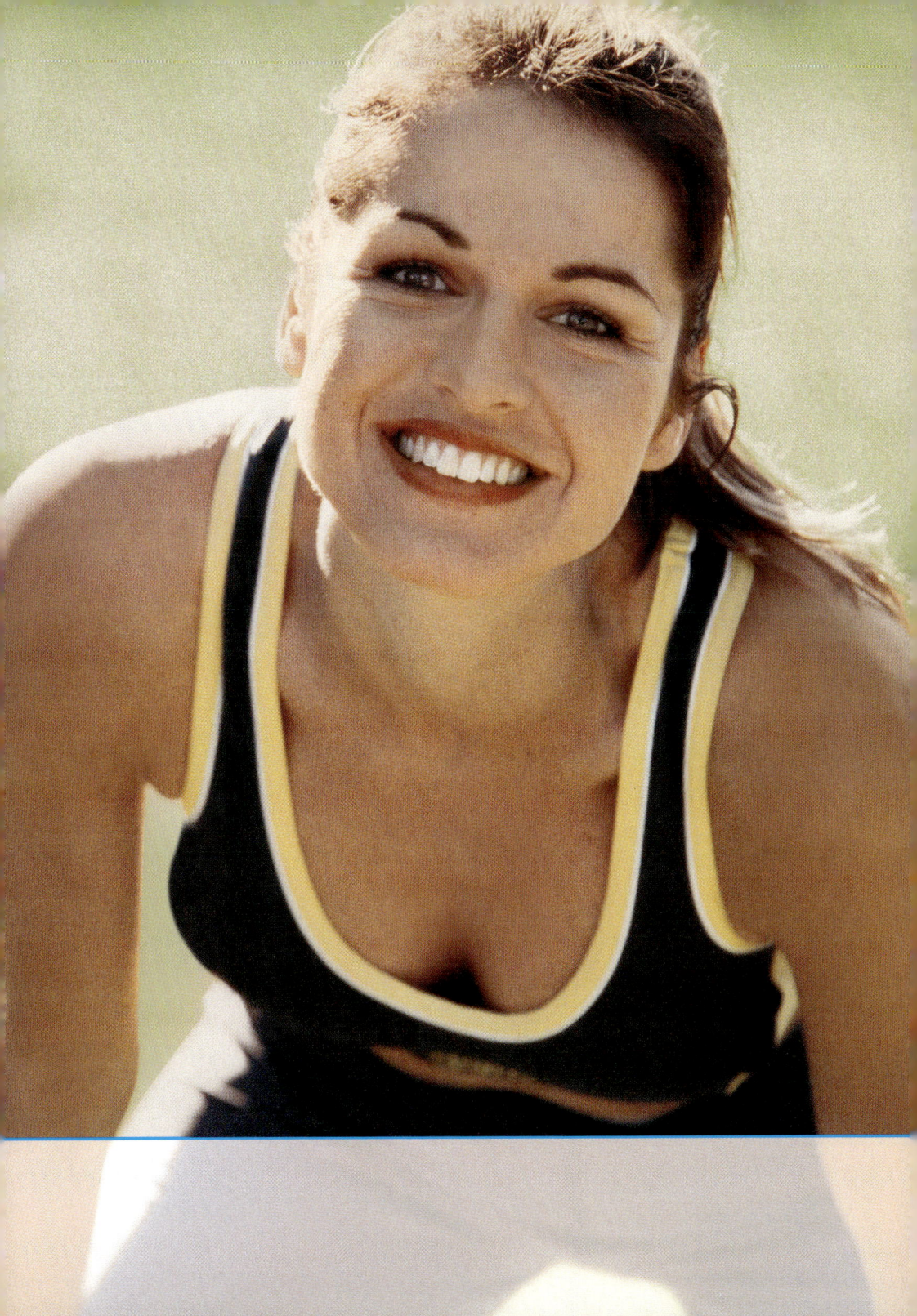

Schön und fit bleiben

Dass wir älter werden, daran lässt sich nicht rütteln. Was wir aber durchaus beeinflussen können, ist die Art, wie wir älter werden. Wenn wir gut auf unseren Körper achten, ihn beweglich und innerlich wie äußerlich in Form halten, können wir bis ins hohe Alter hinein attraktiv und gesund bleiben. Dabei machen die Wirkungen eines konsequent praktizierten Anti-Aging-Programms längst nicht auf der äußeren Ebene Halt, denn Agilität und Fitness schaffen die besten Voraussetzungen, um das Leben rundum zu genießen. Ein attraktives Äußeres stärkt außerdem ein gesundes Selbstbewusstsein. Und das können wir gerade in den Wechseljahren gut gebrauchen.

Wichtiger denn je – die optimale Ernährung

Ob lustvoller Genuss oder reine Nahrungsaufnahme – welchen Stellenwert das Essen und Trinken in Ihrem Leben bisher auch eingenommen hat, in den Wechseljahren ist es an der Zeit, die eigenen Gewohnheiten eingehend zu überprüfen. Der Körper kommt mit zunehmendem Alter mit immer weniger Nahrung aus, braucht aber gleich viele, wenn nicht sogar mehr Vital- und Nährstoffe als früher. Um nicht jedes Jahr ein Kilogramm anzusetzen und dem Körper dennoch all das zu geben, was er für seine Gesundheit braucht, ist also eine Korrektur des Speiseplans nötig. Auch Veränderungen der Lebenssituation können eine Umstellung der Ernährungsgewohnheiten erforderlich machen. Wenn Sie z. B. früher von morgens bis abends auf den Beinen waren und jetzt weniger stark belastet sind, bleibt auch das nicht ohne Auswirkungen auf den Nahrungsbedarf. Ob nun deftige Kost oder leichte Küche, Rohkost oder schonend Gegartes,

Nahrungsmittel tierischen Ursprungs oder rein vegetarische Küche am gesündesten ist, darüber streitet sich die Fachwelt. Doch absolute Verbote gibt es glücklicherweise kaum mehr, und aus diesem Grund hat gesundes Essen heute nichts mehr mit Verzicht zu tun.

Die Hauptnährstoffe

Eiweiß

Eiweiß (Protein) wird aus Aminosäuren gebildet und kommt in pflanzlichen und in tierischen Lebensmitteln vor. Wir brauchen über 25 verschiedene Aminosäuren, davon acht so genannte essenzielle, die der Organismus nicht selbst herstellen kann und die mit der täglichen Nahrung aufgenommen werden müssen. Höchstens ein Drittel unseres täglichen Bedarfs sollte aus tierischen Nahrungsmitteln (Milch, Milchprodukte, Eier, Fleisch, Fisch) gedeckt werden. Viel pflanzliches Eiweiß liefern Soja, Hülsenfrüchte und Getreide.

Fettsäuren

Fettsäuren sind wichtige Energielieferanten für Herz, Gehirn und Muskeln. Der Organismus braucht sie darüber hinaus für die Produktion bestimmter Hormone, die Verwertung der fettlöslichen Vit-

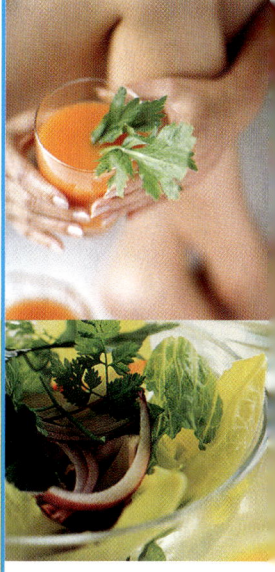

Gesundheit pur, egal ob gepresst oder geschnitten.

Ausstrahlung ist keine Frage des Alters

Auf welche Weise wir altern und wie wir dabei aussehen, hat viel mit unserer Zufriedenheit zu tun. Verdrießlichkeit und negative Gedanken lassen uns abgespannt und verhärmt, grau und müde aussehen. Ein inneres Lächeln hingegen macht uns schön. Eine Frau, die sich in ihrer Haut wohl fühlt und mit sich und der Welt im Einklang ist, strahlt dies nach außen hin aus und wirkt anziehend – ganz unabhängig von ihrem Alter.

amine (A, D, E und K) sowie für den Aufbau des Fettgewebes, das unsere Organe an ihrem Platz fixiert und schützt. Besonders gesund sind einfach oder mehrfach ungesättigte Fettsäuren (kommen vor allem in pflanzlicher Nahrung, Pflanzenölen und Fisch vor).

Kohlenhydrate

Kohlenhydrate sind chemische Verbindungen, die aus einem, zwei oder auch mehreren Zuckerbausteinen bestehen. Sie sind wichtige Energiespender (vor allem für Gehirn und Nerven) und für die Verwertung anderer Nährstoffe unabdingbar. Komplexe Kohlenhydrate (z. B. Vollkornprodukte, Naturreis, Kartoffeln, Gemüse, Salat und Obst) sorgen für einen stets ausgeglichenen Blutzuckerspiegel.

Ballaststoffe

Ballaststoffe sind unverdauliche Nahrungsbestandteile, die vor allem in pflanzlicher Nahrung vorkommen. Sie bleiben relativ lange im Magen und sättigen. Gleichzeitig verzögern sie den Abbau von Kohlenhydraten und stabilisieren so den Blutzuckerspiegel. Ballaststoffe erhöhen das Stuhlvolumen und regen dadurch die Verdauung an. Zu viel kann allerdings auch schaden. Bei mehr als 80 Gramm täglich besteht die Gefahr einer Erweiterung des Dickdarms.

Zur Bestimmung des Normalgewichts haben Ernährungswissenschaftler den so genannten Körper-Masse-Index (kurz BMI von »bodymass index«) entwickelt. Berechnung: Körpergewicht in Kilogramm durch die Körpergröße in Metern zum Quadrat teilen. Im Alter zwischen 45 und 55 Jahren gilt ein BMI zwischen 22 und 27 als ideal, unter 18 besteht Unter- und über 30 gesundheitsgefährdendes Übergewicht.

Ein Blick in die Statistik

Experten warten mit alarmierenden Zahlen auf: Jeder zweite Bundesbürger ist zu dick, jeder fünfte leidet gar an Adipositas, wie die krankhafte Fettleibigkeit in der Fachsprache heißt. Übergewicht kann sich nicht nur negativ auf Körper- und Selbstwertgefühl auswirken, sondern erhöht erwiesenermaßen auch das Risiko für manche Krankheiten wie Arteriosklerose, Bluthochdruck, Diabetes, Osteoporose und Krebserkrankungen.

Mineralstoffe und Spurenelemente

Mineralstoffe (Kalzium, Kalium, Phosphor, Magnesium, Natrium, Chlorid u. a.) und Spurenelemente (Eisen, Jod, Kupfer, Fluorid, Zink, Mangan, Selen, Chrom, Jod u. a.) sind unverzichtbar für den Aufbau und Erhalt von Knochen, Zähnen und Bindegewebe und sind an einer Reihe von Stoffwechselprozessen beteiligt. Außerdem müssen viele Vitamine, Enzyme und Hormone erst durch Mineralstoffe und Spurenelemente aktiviert werden, damit sie ihre Aufgabe im Organismus richtig erfüllen können.

Vitamine

Vitamine sind lebensnotwendige Substanzen, die der Körper nicht selbst herstellen kann und die regelmäßig über die Nahrung zugeführt werden müssen. Sie sind für alle Stoffwechselvorgänge im Körper unerlässlich, unterstützen das Immunsystem und erhalten unsere Leistungsfähigkeit. Der individuelle Vitaminbedarf richtet sich nach dem Gesundheitszustand, der körperlichen Aktivität, der Stressbelastung und nicht zuletzt auch dem Umgang mit Genussmitteln. Es gibt wasserlösliche Vitamine (B-Gruppe, Folsäure, Niazin, Pantothensäure, Biotin, C), die vor allem in kohlenhydratreicher Nahrung enthalten sind und bei einer Überversorgung vom Körper einfach ausgeschieden werden. Und es gibt fettlösliche Vitamine (A, D, E, K), die vom Organismus nur genutzt werden können, wenn sie mit einer kleinen Menge Fett aufgenommen werden.

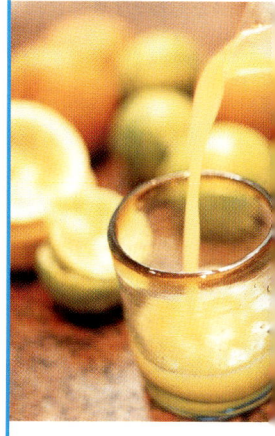

Die Wirkstoffe der Zitrone kurbeln den Eiweißstoffwechsel an und fördern das Zellwachstum.

Sekundäre Pflanzenstoffe

Sekundäre Pflanzenstoffe wirken sich ausgessprochen positiv auf Blutdruck und Cholesterinspiegel aus, töten Bakterien, Viren und Pilze ab, stärken die körpereigenen Abwehrkräfte und haben sogar eine Krebserkrankungen vorbeugende Wirkung. In diese Kategorie fallen vor allem die in der Pflanzenwelt verbreiteten Farbstoffe. Karotinoide findet man in gelbem, rotem oder grünem Obst und Gemüse (Karotten, Paprika, Tomaten, Aprikosen, Erbsen, Brokkoli, Spinat), Flavonoide kommen in gelben, roten, blauen und violetten Obst- und Gemüsearten (Zwiebeln, Grünkohl, Auberginen, Kirschen, Äpfel, blaue sowie rote Beeren) vor.

Wasser

Wasser ist mit einem Anteil von ca. 60 Prozent an der Körpermasse Hauptbestandteil des menschlichen Organismus. Es löst die Nährstoffe aus der Nahrung und befördert sie mit dem Blut in alle Zellen. Außerdem sorgt es dafür, dass die beim Stoffwechsel anfallenden Abbauprodukte über die Nieren ausgeschieden werden.

Vitalstoffe zur Ergänzung

Wenn Sie sich abwechslungsreich mit möglichst naturbelassenen Lebensmitteln ernähren, nehmen Sie damit automatisch die meisten Nähr- und Vitalstoffe in ausreichender Menge auf. Mit Gemüse, Kartoffeln und Hülsenfrüchten, Obst, Vollkornbrot und anderen Getreideprodukten führen Sie sich alle Aminosäuren und Kohlenhydrate zu, die Sie brauchen. Meeresfrüchte, Avocados, Soja, Bohnen und Oliven liefern wichtige ungesättigte Fettsäuren. Käse, Joghurt und Quark stillen den Bedarf an Kalzium, andere Mineralstoffe sind hinlänglich in Gemüse und Kohl enthalten, und mit jodiertem Speisesalz oder Meersalz lässt sich die Jodversorgung gewährleisten.

Wenn Sie aber in der Vergangenheit nicht ganz so gesund gegessen haben, nervlich stark unter Druck stehen oder Ihre Körperzellen durch Krankheit ausgelaugt sind, ist Ihr Bedarf an Nährstoffen unter Umständen erhöht, so dass eine Kur mit Nahrungsergänzungsmitteln ratsam sein kann.

Der Begriff »Nahrungsergänzung« spricht bereits für sich: Solche Präparate sind in manchen Fällen sinnvoll, um beispielsweise Vitamindefizite auszugleichen, sie können und dürfen jedoch eine ausgewogene und vitalstoffreiche Grundernährung keinesfalls ersetzen.

Tierisches Eiweiß – pro und contra

In Tierprodukten sind zwar mehr lebenswichtige Aminosäuren enthalten als in pflanzlichen Nahrungsmitteln, doch gleichzeitig auch mehr Fett, Cholesterin und Purine. Ein Übermaß an Purinen begünstigt die Entstehung von Gicht, ein Zuviel an Fett und Cholesterin erhöht die Blutfettwerte und steigert das Risiko von Herz-Kreislauf-Erkrankungen. Begrenzen Sie den Fleisch- und Wurstkonsum auf zwei Tage in der Woche. Ersetzen Sie Quantität lieber durch Qualität, z. B. durch den Einkauf beim Biometzger.

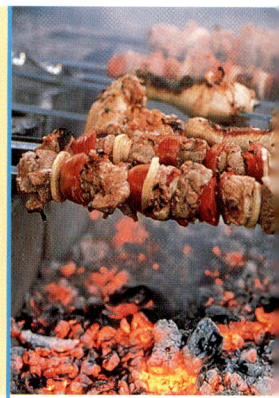

Den Nährstoffhaushalt regulieren

Fleisch in Maßen genießen – dann schmeckt es gleich nochmal so gut.

Eine unkontrollierte Eigenbehandlung mit Vitamin- und Mineralstoffpräparaten ist nicht empfehlenswert. Für den Laien ist es nämlich nicht ganz einfach herauszufinden, wo die Nährstofflücken im eigenen Körper tatsächlich liegen. Meist fehlt nicht nur ein Vitamin oder Spurenelement, sondern gleich mehrere – und das in bestimmten Kombinationen. Und gibt es Defizite bei der Eiweißverwertung, hilft auch die Einnahme eines Kombipräparates nicht. Kalziumtabletten können ohne die gleichzeitige Gabe einer genau abgewogenen Dosis von Magnesium und Phosphor nichts zur Stabilisierung der Knochen beitragen.

In natürlichen Nahrungsergänzungsmitteln wie Spirulina-Algen, Aloe-vera-Saft oder konzentrierten Frucht- und Gemüseextrakten kommen die Biostoffe jedoch in ihrer natürlichen Kombination vor. Hier kann es also anders als bei der Zufuhr von Einzelsubstanzen oder synthetischen Kombipräparaten nicht zu den oben beschriebenen Unausgewogenheiten kommen. In Zeiten des erhöhten Bedarfs wie den Wechseljahren kann eine Aufwertung der täglichen Nahrung mit solchen Produkten durchaus sinnvoll sein.

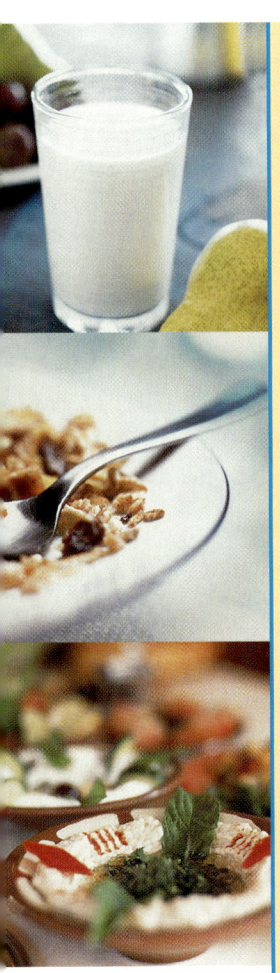

Checkliste Ernährung

▸ **Was essen Sie meistens zum Frühstück?**

Gar nichts	☐ 1 Punkt
Brötchen oder Croissant, Marmelade, Frühstückszerealien	☐ 3 Punkte
Vollkornbrot mit Quark, Müsli, Obst	☐ 5 Punkte

▸ **Was essen Sie am liebsten zu den Hauptmahlzeiten?**

Obst, Salat, Gemüse, Kartoffeln, Vollkorn- und Milchprodukte, Fisch	☐ 5 Punkte
Fettarm zubereitetes mageres Fleisch (Pute, Huhn, Rind, Kalb)	☐ 3 Punkte
Innereien, Frittiertes, Wurstwaren, Fertiggerichte, Fastfood	☐ 0 Punkte

▸ **Woraus besteht der Hauptbestandteil Ihrer Mahlzeit?**

Fleisch oder Fisch	☐ 0 Punkte
Kartoffeln, Reis, Gemüse, Salat	☐ 5 Punkte
Etwa gleich viel von beidem	☐ 3 Punkte

▸ **Welches Fett verwenden Sie meistens?**

Butter, Schmalz, Kokosfett	☐ 1 Punkt
Maiskeim- oder Sonnenblumenöl	☐ 3 Punkte
Oliven-, Raps-, Kürbiskern- oder Distelöl	☐ 5 Punkte

Mit kleinem Aufwand zur gesünderen Ernährung.

Checkliste Ernährung (Fortsetzung)

▸ **Wie oft essen Sie Fleisch und Wurst?**

Nie	☐ 5 Punkte
2- bis 3-mal pro Woche	☐ 4 Punkte
Täglich	☐ 0 Punkte

▸ **Wie oft essen Sie Fisch?**

2-mal pro Woche	☐ 5 Punkte
2-mal pro Monat	☐ 3 Punkte
Seltener	☐ 1 Punkt

▸ **Woraus bestehen Ihre Zwischenmahlzeiten?**

Wurstbrot oder -brötchen, Hamburger, Currywurst & Co., Süßigkeiten, Fertigsnacks	☐ 0 Punkte
Obst, Naturjoghurt, belegtes Vollwertbrötchen	☐ 5 Punkte
Müsliriegel, Fruchtjoghurt	☐ 2 Punkte

▸ **Wie oft essen Sie frisches Obst?**

1-mal pro Tag	☐ 3 Punkte
Mehrmals täglich	☐ 5 Punkte
Nicht regelmäßig	☐ 0 Punkte

▸ **Wie viele Mahlzeiten essen Sie täglich?**

1 Mahlzeit	☐ 1 Punkt
3 Mahlzeiten	☐ 3 Punkte
Mehr	☐ 5 Punkte

Ein ganzheitliches Ernährungskonzept ist gerade in fordernden Lebensphasen wie den Wechseljahren unverzichtbar. Verzehren Sie Ihre Lebensmittel möglichst naturbelassen, um so die Kraft von Sonne und Licht in der pflanzlichen Nahrung zur Steigerung Ihres Wohlbefindens optimal nutzen zu können.

Die größten Proble-
me bereiten dem
Magen und der Ver-
dauung der über-
mäßige Konsum
von Zucker, Weiß-
mehlprodukten,
Alkohol, starkem
Kaffee, Nikotin, fet-
tigen Speisen und in
manchen Fällen
auch zu viel Salz.

Checkliste Ernährung (Fortsetzung)

▸ **Wie viel essen Sie?**

Eine kleine Portion, die ich mir vorher
zurechtgerichtet habe ☐ 5 Punkte
Meist nehme ich noch einen Nachschlag ☐ 1 Punkt
Ich esse alles auf, was auf den Tisch kommt ☐ 0 Punkte

▸ **Wie essen Sie?**

In Eile ☐ 1 Punkt
In entspannter, ruhiger Atmosphäre ☐ 5 Punkte
Nebenbei (vor dem Fernseher , Computer,
beim Autofahren…) ☐ 0 Punkte

Auswertung

▸ **45 bis 55 Punkte:** Weiter so! Sie ernähren sich wirklich rundum gesund.
Bleiben Sie aber gleichzeitig offen für neue Anregungen zur bewussten,
genussvollen Ernährung.

▸ **25 bis 45 Punkte:** Sie legen zwar schon einigen Wert auf die Auswahl
der richtigen Nahrungsmittel, können aber trotzdem noch manches verbessern. Die Empfehlungen in diesem Buch können Ihnen helfen, künftig
noch gesünder zu essen.

▸ **Weniger als 25 Punkte:** Der menschliche Körper ist wie ein Motor: Nur
wenn er regelmäßig mit dem passenden Treibstoff versorgt wird, kann er
reibungslos funktionieren. Nehmen Sie Ihre Ernährungsgewohnheiten
einmal kritisch unter die Lupe, und belassen Sie es nicht bei guten Vorsät-
zen. Es geht schließlich um Ihre Gesundheit!

Kleine Tricks verbessern die Ernährungsbilanz

Die italienische, spanische und südfranzösische Küche hat nicht nur kulinarisch einiges zu bieten, sondern ist auch gut für die Gesundheit. Dass die Menschen im Mittelmeerraum statistisch gesehen eine längere Lebenserwartung haben, führen Wissenschaftler darauf zurück, dass sie reichlich Fisch, frisches Obst und Gemüse essen.

Der kleine Salat, der vor jeder größeren Mahlzeit serviert wird, verbessert zudem die Nährstoffaufnahme und sorgt für eine Grundfüllung des Magens mit kalorienarmer Kost. Außerdem verwendet man im sonnigen Süden zum Kochen viele Kräuter, Knoblauch und Olivenöl. Das hält die Gefäße gesund und elastisch – und beugt damit dem in den Wechseljahren steigenden Risiko für Herz-Kreislauf-Erkrankungen vor. Schwelgen Sie also öfter einmal in den kulinarischen Genüssen der Mittelmeerländer, ob im Urlaub, im Restaurant oder in der heimischen Küche!

Weniger ist manchmal mehr

Gemüse, Kartoffeln, Obst und Getreideprodukte stehen ganz oben auf der Hitliste der gesunden Kost. Geizen sollten Sie hingegen bei anderen Nahrungsmitteln.

▶ Fett macht dick und leistet der Arteriosklerose und damit den Herz-Kreislauf-Erkrankungen Vorschub. Sparen Sie nach Möglichkeit bei den sichtbaren Streich- und Kochfetten, denn die so genannten versteckten Fette in Milchprodukten, Fleisch, Fisch und Eiern reichen meist aus, um den Bedarf zu decken.

▶ Im Übermaß genossen, belastet tierisches Eiweiß die Nieren. Fleisch und Wurstwaren aus Massenproduktion enthalten außerdem oft gesundheitsschädliche Substanzen (Rückstände von Antibiotika,

Vitalstoffarme Ernährung hat unweigerlich Müdigkeit und Energiemangel zur Folge. Halten Sie sich also lieber an frisches Obst, Gemüse, Joghurt und Vollkornprodukte, um die in den Wechseljahren ohnehin strapazierten Energiedepots aufzufüllen.

Phosphate etc.). Steigen Sie lieber auf Milchprodukte wie Joghurt, Quarkspeisen oder Käse um. Auch Fisch liefert ein hochwertiges Eiweiß und ist gleichzeitig ein guter Mineralstoffspender.

▶ Süßwaren und Knabbereien liefern überwiegend leere Kalorien. Auch Marmelade und Gelee enthalten viel Zucker und wenig Nährstoffe. Brauner Zucker ist übrigens auch nicht gesünder.

▶ Wenn Sie unter Bluthochdruck leiden, sollten Sie auf Ihren Salzverbrauch achten. Mehr als sechs bis sieben Gramm pro Tag sollten es in diesem Fall nicht sein (ein Teelöffel = fünf Gramm). Verwenden Sie lieber Kräuter oder andere Gewürze, und stellen Sie keinen Salzstreuer, sondern eine Kräutermischung auf den Tisch.

Tipps für gesünderes Trinken

▶ Trinken Sie vor dem Essen regelmäßig etwas Zitronensaft oder Apfelessig mit reichlich Wasser verdünnt. Das fördert die Produktion von Magensäure und schützt damit den Verdauungstrakt vor schädlichen Keimen. Zu den Mahlzeiten selbst sollten Sie aber nicht allzu viel Flüssigkeit zu sich nehmen, weil dadurch der Verdauungssaft verdünnt wird.

▶ Achten Sie auf ausreichende Flüssigkeitszufuhr: Zwei Liter täglich sind empfehlenswert. Wasser und verdünnte Frucht- oder Gemüsesäfte (am besten frisch gepresst) sind besonders geeignet. Auch Kräutertees sind gesund, sollten aber wegen der darin enthaltenen Wirkstoffe nicht kannenweise getrunken werden. Pfefferminz- und Hagebuttentee können in großen Mengen Magenbeschwerden verursachen und leicht zu Übersäuerung führen. Zwei bis drei Tassen pro Sorte sind aber auf jeden Fall gut verträglich.

▶ Gegen ein Glas Wein zum Abendessen ist nichts einzuwenden, es hat sogar gewisse Vorzüge. Sowohl Rot- als auch Weißwein unterstützt die Magen-Darm-Funktion, verbessert die Ausscheidung von

Giftstoffen über die Nieren, schützt die Gefäße und – was gerade in den Wechseljahren wichtig ist – er hebt die Stimmung und regt die Hormonproduktion ebenso wie den Kalziumstoffwechsel an. Mehr als ein Viertelliter sollte es aber nicht sein, ab dieser Menge werden die Vorteile des Weintrinkens durch die Nachteile (Belastung der Leber, Suchtgefahr) aufgehoben.

▸ Andere alkoholische Getränke sollten Sie lieber ganz meiden. Bier und Hochprozentiges machen dick und Alkoholika ab 14 Vol.-% reizen die Magenschleimhäute. Außerdem besteht bei einem Übermaß an Alkohol natürlich generell das Risiko der Gewöhnung.

Das Idealgewicht halten – auch in den Wechseljahren

Mit den Jahren fällt es den meisten Frauen immer schwerer, ihre Linie zu halten. Zum einen brauchen wir durch die zunehmende Verlangsamung des Stoffwechsels von Jahr zu Jahr weniger Kalorien, um den Grundumsatz (d. h. den Energiebedarf des Körpers im Ruhezustand) zu bestreiten. Zum anderen drosselt die Hirnanhangsdrüse etwa ab dem 40. Lebensjahr die Produktion des für den Fettabbau zuständigen Wachstumshormons, des so genannten Somatotropins. Bei Frauen in den Wechseljahren verändert sich außerdem die Verteilung der Fettzellen, so dass sich die Körperproportionen verschieben. Anstelle der schmalen Taille macht sich eine zunehmende Tendenz zur Birnenform bemerkbar. Wenn Sie sich bestimmte Körperprozesse zu Verbündeten machen, können Sie Ihr Gewicht aber dennoch halten und vielleicht sogar das eine oder andere überflüssige Pfund verlieren. Aber greifen Sie keinesfalls zu Radikalkuren! So wenig diese schon in jungen Jahren zu empfehlen sind – jenseits der 45 gewinnen Sie damit nur neue Falten und schlaffes Gewebe.

Mehr als 300 Kilokalorien täglich kostet es den weiblichen Organismus, einmal im Monat ein Follikel zur Reife zu bringen und schließlich den Eisprung auszulösen. Nach der Menopause reduziert sich daher der Energiebedarf entsprechend.

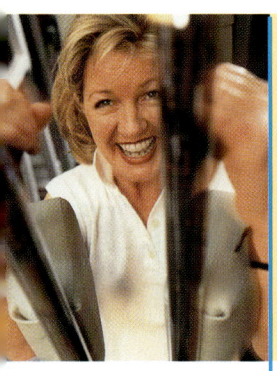

Die richtige Sportart wählen

Ausdauertraining wie Laufen, Wandern oder Radfahren eignet sich für die meisten Menschen. Bei Übergewicht aber sind nur solche Sportarten empfehlenswert, bei denen das Körpergewicht nicht zur Last fällt. So könnte es beim Joggen zu Gelenkschäden kommen, da die Muskeln beim Auftreten das Gewicht nicht ausreichend abfangen können. Radfahren, Schwimmen und Rudern hingegen sind ideal.

Im Fitnessstudio trainieren Sie unter fachkundiger Anleitung und lernen außerdem jede Menge neue Menschen kennen.

Schlankheitsfaktor Nr. 1 – Bewegung

Selbst ausgesprochen aktive Frauen verlangsamen in der zweiten Lebenshälfte oft ihren Bewegungsrhythmus. Beschwerliche Aktionen werden zunehmend gemieden, der Bequemlichkeit wird der Vorzug gegeben. Wer aber immer träger wird, braucht weniger Energie. Bei gleicher Nahrungsmenge bleibt dem Körper daher mehr Substanz übrig, die er in Fettpolstern anlegen kann. Die Muskeln sind die effizientesten Verbrennungsmotoren des Körpers. Werden an sie keine Anforderungen gestellt, läuft die gesamte Energiegewinnung auf Sparflamme. Eine erschlaffte Muskulatur lässt außerdem selbst einen schlanken Körper aus der Form geraten. Raffen Sie sich also auf! Treppensteigen, Spazierengehen, Radfahren, Wandern, sogar Fensterputzen – das alles sind Möglichkeiten, um natürlich schlank zu bleiben oder auch in Form zu kommen.

Schlankheitsfaktor Nr. 2 – Positiver Stress

Wann immer wir unseren Körper fordern, werden Stresshormone ausgeschüttet, um uns in einen Zustand höchster Wachsamkeit und Konzentration zu versetzen. Um diesen Zustand aufrechtzuerhalten, verbrennt der Organismus wesentlich mehr Energie – und damit

Fett – als in Ruhephasen. Ein gesundes Maß an Stress ist also durchaus förderlich. Er belebt, bringt Schwung ins Leben und hilft, Übergewicht zu reduzieren. Erst wenn Stress in Dauerstress ausartet, wird uns Lebensenergie geraubt und der Körper überlastet.

Schlankheitsfaktor Nr. 3 – Kälte

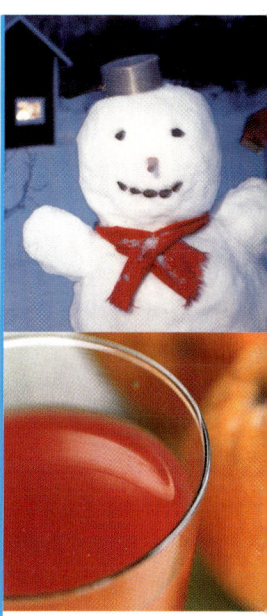

Saunabesuche stärken zwar die körpereigenen Abwehrkräfte und sind eine wunderbare Entspannungsmöglichkeit, doch ein Mittel zum Abnehmen sind sie nicht. Der durch das Schwitzen erzielte Gewichtsverlust ist auf ein Minus an Flüssigkeit zurückzuführen. Schon mit der nächsten Flüssigkeitsaufnahme ist er wieder ausgeglichen. Den Fettdepots hingegen kann das Schwitzen nichts anhaben. Sie werden eher beim Frieren abgebaut. Zur Erzeugung von Wärmeenergie muss der Körper nämlich die Stoffwechselrate erhöhen, und dazu greift er auf seine Brennstoffreserven zurück. Bei anhaltender Kälte wird auf diese Weise vermehrt Fett aus den Depots freigesetzt. Durch den Kältereiz wird gleichzeitig die Durchblutung der Haut angeregt, was nicht nur eine verstärkte Zufuhr von Nährstoffen, sondern auch von Sauerstoff zur Folge hat. Auf diese Weise wird die Zellatmung verbessert und hierdurch wiederum mehr Energie verbrannt. Nutzen Sie den Winter also aktiv zum Abspecken: Gehen Sie möglichst oft ins Freie, sorgen Sie für unterschiedliche Temperaturbereiche in Ihrer Wohnung, decken Sie sich nachts nicht allzu warm zu, und riskieren Sie ruhig ab und zu eine Gänsehaut. Im Sommer können erfrischende Bäder und kühle Duschen für Kältereize sorgen.

Mit Fatburnern und Eisheiligen die schlanke Linie beibehalten.

Schlankheitsfaktor Nr. 4 – Eiweiß und Vitamin C

Somatotropin, das fettabbauende Wachstumshormon, das die Hypophyse während des Schlafs ausschüttet, ist ein ganz aus Proteinen gebildetes Riesenmolekül. Zur Herstellung werden große Mengen an

Wenn Ihnen Sport allein keinen Spaß macht, können Sie sich im Sportverein oder -studio, in Gymnastik- oder Yogagruppen Gleichgesinnte suchen. Gemeinsam macht das Trainieren doppelten Spaß.

Eiweiß und Vitamin C benötigt. So verwundert es kaum, dass die Hirnanhangsdrüse die höchste Konzentration an Vitamin C im ganzen Körper aufweist. Um die Produktion von Somatotropin zu begünstigen und auf diese Weise die Ausschüttung des Schlankheitshormons anzukurbeln, wird empfohlen, kurz vor dem Schlafengehen einen Happen Eiweiß zu essen (etwa 30 Gramm Fisch oder Tofu oder auch fünf Tabletten Spirulina-Algen) und dazu den frisch gepressten Saft einer Zitrone zu trinken. Wem das zu sauer ist: Ein Glas Orangensaft mit einem Teelöffel Acerolaextrakt (z. B. aus dem Reformhaus) erfüllt den gleichen Zweck. Bei Schlafstörungen sollten Sie dieses Betthupferl jedoch spätestens eine Stunde vor dem Zubettgehen zu sich nehmen, da der Eiweißschub sonst das Einschlafen erschweren kann.

Schlankheitsfaktor Nr. 5 – Früchte

Obst ist nicht nur gesund, sondern kann uns auch zu einer schlanken Linie verhelfen. Besonders gute Verbündete der schlanken Linie sind Tropen- oder Südfrüchte, allen voran die Ananas, die Papaya und die Feige. Sie enthalten große Mengen an Enzymen, jenen Heinzelmännchen, die den Stoffwechsel in Gang und die Pfunde zum Schmelzen bringen – ein Umstand, dem sie den Namen »Fatburner« verdanken. Ebenfalls gute Dienste beim Abbau überflüssiger Pfunde leisten Melonen, Mangos und Grapefruits. Sie unterstützen den Körper in seiner Verdauungsarbeit und tragen mit dazu bei, dass er die Nährstoffe und Energie aus der Nahrung direkt zur Steigerung der Vitalität nutzt, anstatt Fett in die Depots zu schicken.

Kurzüberblick – So erhalten Sie sich Ihre Figur

▶ Vermeiden Sie unbewusstes Nebenbei-Essen. Beim Knabbern während des Zeitungslesens oder Fernsehens nehmen Sie Unmengen von Kalorien auf, ohne es überhaupt zu merken.

▶ Warten Sie mit dem Essen, bis Ihr Magen wirklich knurrt. Auf diese Weise vermeiden Sie eine Überlastung des Verdauungsapparats und bekommen wieder ein ganz natürliches Gefühl für den Hunger. Nehmen Sie sich Zeit für Ihre Mahlzeiten, und essen Sie nur so viel, bis sich ein Sättigungsgefühl einstellt. Achten Sie ganz bewusst auf die Signale Ihres Körpers – womöglich sind Sie erstaunt, mit wie wenig er zufrieden ist.

▶ Machen Sie einen Bogen um Kombinationen von Weißmehl mit Fett und Zucker: Torten, Kuchen mit Schlagsahne, Schmalzgebäck mit Marmelade gefüllt, Cola zu Hamburger und Pommes, Limonade zur Bratwurstsemmel ... Der Körper bezieht seine Energie aus den schnell umsetzbaren Kohlenhydraten aus Mehl und Zucker und schickt das Fett auf direktem Weg in die Depots.

▶ Ebenfalls ungünstig ist die Kombination von Alkohol und Fett. Beide haben fast den gleichen Brennwert, Alkohol kann aber im Körper nicht gespeichert werden und wird daher sofort verbrannt. Das Fett hingegen bleibt unangetastet und wandert in die Speicherkammern.

▶ Schlemmerorgien, wie sie an Festtagen gerne veranstaltet werden, hinterlassen ein unangenehmes Völlegefühl, und es dauert oft Wochen, bis der Körper den Exzess verkraftet hat. Genießen Sie stattdessen das schöne Ambiente, die anregenden Gespräche oder auch die gute Musik, die zu solchen Anlässen geboten wird.

Bis weit über die Wechseljahre hinaus nicht nur attraktiv, sondern auch gesundheitlich fit bleiben, das möchte wohl jede Frau. Das ebenfalls im Südwest Verlag erschienene Buch »Jung bleiben mit Anti-Aging« zeigt Ihnen, wie Sie den Alterungsprozess positiv beeinflussen können und stellt ein umfassendes Fitnessprogramm für Körper, Seele und Geist vor.

Heute schon genascht? Von solchen Leckereien können Sie essen, so viel Sie möchten.

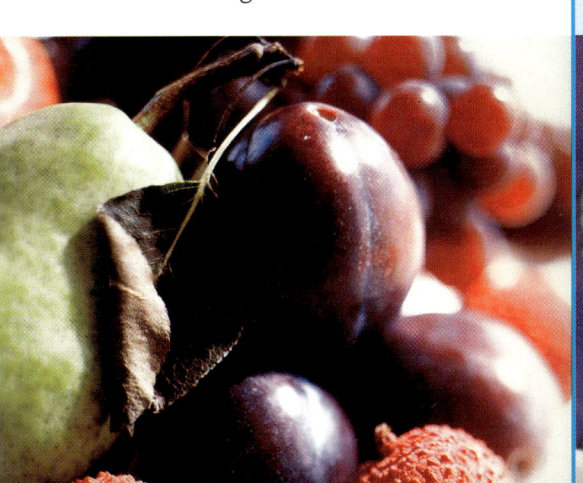

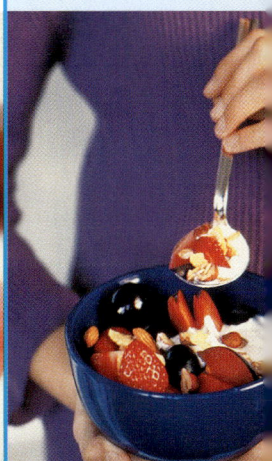

▸ Streichen Sie Nahrungsmittel mit einem hohen Anteil an versteckten Fetten von Ihrem Speiseplan. Viele Wurst- und Käsesorten sind vollgepackt mit Fett. Auch in Fertiggerichten, Eiscremes und Sahnedesserts stecken die heimlichen Dickmacher.

▸ Extremer Verzicht führt unweigerlich zu Essgelüsten. Also bei Gier nach Süßem eher kontrolliert jeden Tag ein Rippchen Schokolade, eine Kugel Eis oder drei Bonbons genießen, statt einmal in der Woche völlig über die Stränge zu schlagen.

▸ Beim typischen Energietief an Vor- oder Nachmittagen helfen kleine Mengen Süßigkeiten zudem, den Blutzuckerspiegel anzuheben und die Müdigkeit zu vertreiben.

Die Haut – unser sensibelstes Organ

Neben der Figur und der Art, uns zu kleiden, ist sicherlich der Zustand unserer Haut einer der bestimmenden Faktoren für unser Aussehen. Wenn eine Frau in die Wechseljahre kommt, hat die Zeit gerade hier meist schon unübersehbare Spuren hinterlassen. Die Haut ist nicht mehr so straff wie früher, um die Augen herum und am Hals haben sich Fältchen gebildet, und die Gesichtszüge sind markanter geworden. Angesichts dieser Veränderungen fällt es manchen Frauen schwer, ihr eigenes Spiegelbild zu akzeptieren. Das Bild, das sie von sich selbst als noch jungem Menschen haben, scheint irgendwie nicht mehr so recht mit der neuen Realität übereinzustimmen.

All die glücklichen und schmerzlichen Momente, die wir erlebt haben, prägen nicht nur die Seele, sondern auch den Körper. Die Fältchen und anderen Zeichen der Zeit, die das Leben auf der Haut zurücklässt, beeinträchtigen aber keineswegs die Attraktivität einer Frau. Im Gegenteil: Sie lassen das Gesicht zunehmend ausdrucksvoller und interessanter werden und verraten immer mehr von der Persönlich-

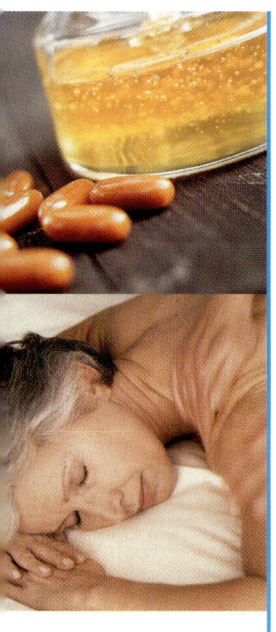

Die richtige Pflege ist für die Haut genauso wichtig wie Ruhe und Entspannung.

keit, die sich dahinter verbirgt. Wenn unser Pflegeprogramm nicht auf der körperlichen Ebene Halt macht, sondern auch das seelische Wohlbefinden mit einbezieht und wir lernen, uns so anzunehmen, wie wir sind, können wir mit jedem Lebensjahr in einem ganzheitlichen Sinne immer schöner werden.

Achten Sie gut auf sich

Genussgifte, exzessive Sonnenbäder, Schlafmangel, ein Übermaß an Stress und zu wenig frische Luft sind die Hauptfeinde der Haut. Gut tut ihr hingegen alles, was die Durchblutung fördert – tägliches Eincremen ist also nicht zuletzt wegen des Massageeffekts wichtig. Achten Sie immer darauf, dass Ihre Basiscreme nicht nur Feuchtigkeit, sondern auch Fett enthält. Die angenehme Kühle, die reine Feuchtigkeitscremes auf die Haut zaubern, ist nichts anderes als Verdunstungskälte und bedeutet, dass wertvolles Wasser verloren geht. Erst die Mischung mit Fett sorgt für die Erhaltung des natürlichen Lipidfilms, der unsere Haut vor dem Eindringen von Pilzen und Bakterien schützt. Cremes können die Haut zwar geschmeidig halten, die Nährstoffe aber kommen von innen: Eine ausgewogene, an Vitalstoffen reiche Kost (siehe Seite 6off.) ist die beste Schönheitspflege.

> Nur mit ausreichend Feuchtigkeit kann Ihre Haut glatt und frisch aussehen. Das Fett jedoch sorgt für den Lipidfilm, der die Feuchtigkeit in der Haut festhält. Achten Sie deshalb auf die richtige Zusammensetzung Ihrer Pflegeprodukte.

Die Haut lässt sich nicht überlisten

Dank ihres höheren Östrogenspiegels haben Frauen eine zartere, besser mit Feuchtigkeit versorgte Haut als Männer, so dass man ihnen bis in die Wechseljahre hinein ihr Alter oft nicht ansieht. Durch den klimakterisch bedingten Rückgang der Östrogene wird die Haut jedoch zunehmend trockener und spröder. Weder mit einer Hormonersatztherapie noch mit Faltenunterspritzungen lässt sich dieser Prozess langfristig aufhalten. Darum ist es umso wichtiger, Stressfaktoren für die Haut zu meiden und auf eine optimale Pflege zu achten.

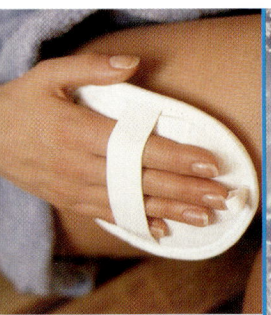

Ohne die regelmä-
ßige Aufnahme von
Flüssigkeit würden
wir nicht nur aus-
trocknen, sondern
den Organismus
auch mit Giftstoffen
und Schlacken
überlasten. Und
auch unsere Haut
braucht die Feuch-
tigkeit von innen
für Elastizität und
frisches Aussehen.

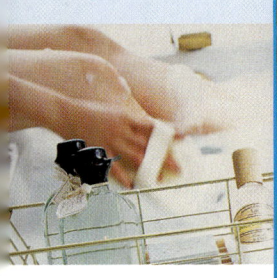

*Bürstenmassa-
gen sorgen für
eine gute
Durchblutung.*

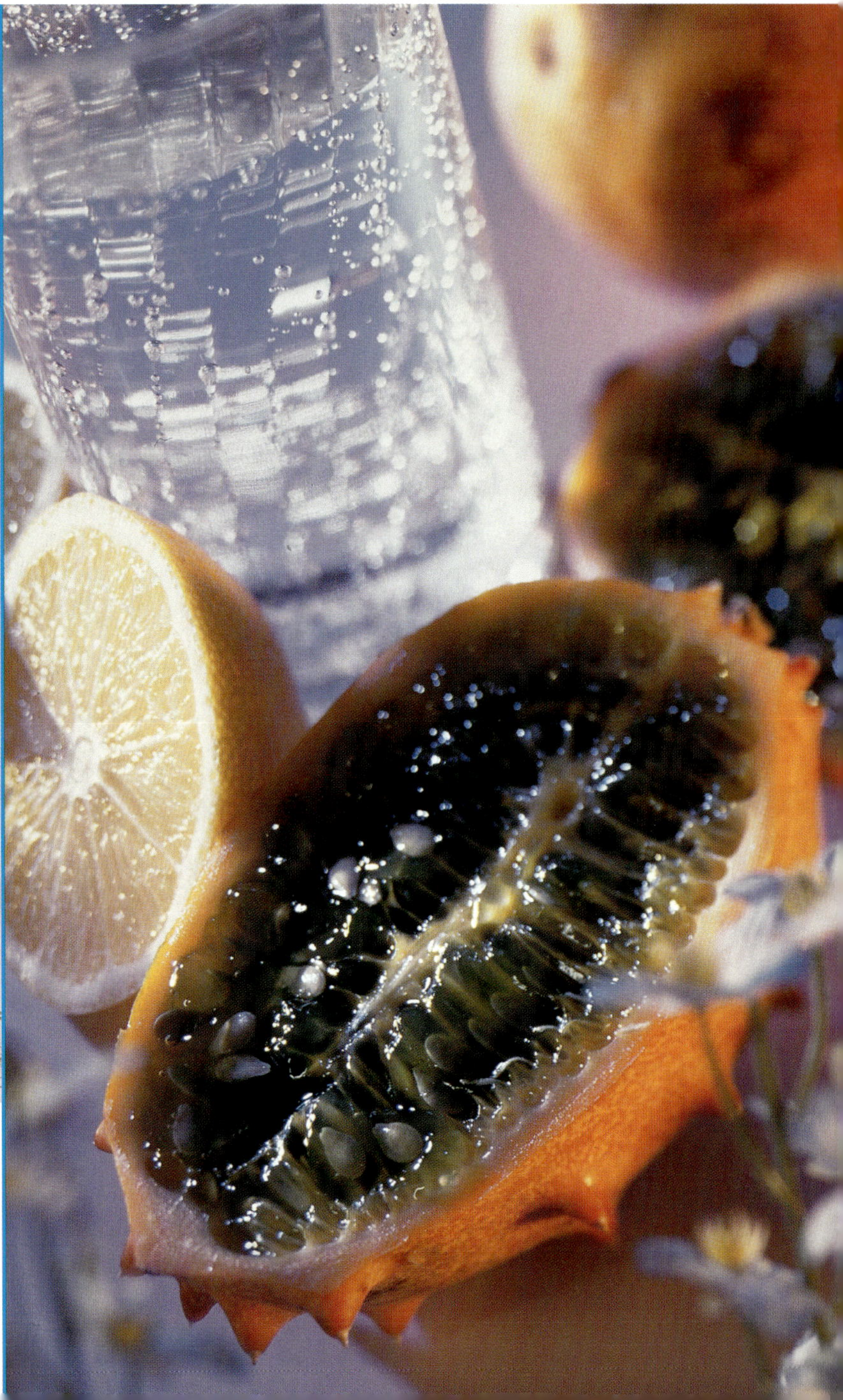

Die Sonne bringt die Haut zum Welken

Beim Aufenthalt in der Sonne sollten Sie unbedingt auf ausreichenden Schutz achten. Sonnenhut und Creme mit hohem Lichtschutzfaktor (je nach Empfindlichkeit mindestens LSF 8) sind bei strahlendem Wetter nicht nur im Urlaub ein Muss. Reife Haut ist gegenüber ultravioletter Strahlung, die vor allem die Kollagen- und Elastinfasern schädigt, noch empfindlicher und durchlässiger, da sich die Zahl der hautschützenden Pigmentzellen – der so genannten Melanozyten – verringert.

Sonnenbäder bringen sie nicht mehr zum Bräunen, sondern lassen sie eher lederartig und fleckig wirken. Denken Sie auch daran, Ihre Augen und die besonders empfindliche Haut dieser Gesichtsregion mit einer guten Sonnenbrille zu schützen. Von Besuchen im Sonnenstudio ist ganz abzuraten. Die UV-A-Strahlen aus Solarienröhren verursachen zwar kaum Sonnenbrand, wirken aber umso schädlicher auf die kollagenen Fasern. Achten Sie auch bei der normalen Tagespflege auf eine leichte Creme mit Lichtschutzfaktor. Selbst im Winter und an trüben Tagen ist der Einfluss der ultravioletten Strahlung so hoch, dass die ältere Haut geschützt werden sollte. Das gilt auch für die empfindliche, zu Altersflecken neigende Haut auf den Handrücken.

Die Problemhaut heilen

Bei manchen Frauen kommt es durch die Hormonverschiebung vermehrt zu Hautunreinheiten, die mit einer homöopathischen Behandlung meist erfolgreich behandelt werden können. In schweren Fällen, bei denen natürliche Therapien nicht weiterhelfen, ist unter Umständen auch eine zeitlich befristete Hormontherapie in Erwägung zu ziehen. Sechs Monate bis ein Jahr genügen in der Regel, damit das künstlich erzeugte Gleichgewicht auf Dauer stabil bleibt.

Rauchen behindert nicht nur die Durchblutung der Haut, sondern setzt auch Unmengen von zellzerstörenden freien Radikalen frei. Ihrer Gesundheit und Ihrer Haut zuliebe verzichten Sie am besten ganz auf den blauen Dunst oder reduzieren zumindest drastisch Ihren Konsum.

So geben Sie Ihrer Haut, was sie braucht

▶ Trinken Sie mindestens zwei Liter am Tag. Am besten Wasser mit oder ohne Kohlensäure, zur Abwechslung auch verdünnte Säfte oder Kräutertee – von Letzterem aber maximal zwei bis drei Tassen täglich, denn Heilkräuter enthalten medizinisch wirksame Substanzen, die nicht im Übermaß genossen werden sollten.

▶ Beim Essen auf eine ausreichende Versorgung mit mehrfach ungesättigten Fettsäuren achten, z. B. indem Sie Ihre Mahlzeiten mit einem Teelöffel Maiskeimöl ergänzen (nach dem Zufügen nicht erhitzen!). Auch Nachtkerzenöl kann helfen, Defizite auszugleichen.

▶ Vitaminreiche Kost (viel frisches Obst und Gemüse) essen. Das schützt die Haut vor den Attacken freier Radikale. Besonders Vitamin A, E und C sind wichtig.

▶ Eine Nahrungsergänzung mit Spirulina-Algen, Aloe-vera-Saft und/oder Ananas- bzw. Papayaenzymen einplanen, um den Körper zu entschlacken und den Stoffwechsel aktiv zu halten.

▶ Schäumen Sie sich nicht bei jedem Duschen von Kopf bis Fuß ein. Es reicht, wenn Sie Hals, Achseln, Intimbereich und Füße mit etwas Seife (besser: Duschöl) reinigen. Duschen ist hautverträglicher als Baden, denn dabei quillt die Haut nicht auf. Ausnahme sind aromatherapeutische Bäder (siehe Seite 146f.), die sich eben diesen Effekt zunutze machen, um wertvolle Wirkstoffe in die Haut einzuschleusen. Vergessen Sie nicht, sich hinterher mit einem guten Hautöl oder einer feuchtigkeitsspendenden Lotion einzucremen.

▶ Die Gesichtshaut ist besonders dünn und daher anfälliger. Es genügt, wenn sie abends vor dem Eincremen mit einem milden Präparat gereinigt wird. Morgens reicht kühles Wasser, denn das laugt nicht so stark aus. Außerdem empfiehlt es sich, ein alkoholfreies Gesichtswasser zu wählen. Versorgen Sie den Teint zweimal täglich mit einer pflegenden fett- und feuchtigkeitshaltigen Creme.

Wenn es zu einer starken Vermehrung von Leberflecken, Warzen oder anderen Hautverfärbungen kommt oder wenn Sie ungewöhnliche Knoten oder Verhärtungen in der Haut entdecken, die nicht wie Mitesser oder Pickel aussehen, sollten Sie sofort einen Arzt aufsuchen!

Auch das Haar verändert sich

Wie es in unserem Inneren aussieht, so ist es auch um unsere Frisur bestellt. Fühlen wir uns rundum wohl und fit, sitzt das Haar perfekt. Bei Stress, emotionalen Belastungen oder Gesundheitsproblemen hingegen widersetzt es sich hartnäckig allen Stylingversuchen. Bei Frauen in den Wechseljahren wirkt sich zudem die hormonelle Umstellung auf die Struktur des Haares aus. Es wird zwar fester, aber dafür meist auch störrischer.

In anderen Fällen verliert es an Volumen, so dass die Frisur einfach nicht halten will und kurz nach dem Waschen und Stylen schon wieder in sich zusammenfällt.

Was tun bei Haarausfall?

In den Wechseljahren verschiebt sich das Verhältnis von weiblichen und männlichen Hormonen. Doch keine Angst: Zwar kann es gelegentlich vorkommen, dass Frauen in den Wechseljahren vermehrt unter Haarausfall leiden, doch eine regelrechte »Vermännlichung« mit Geheimratsecken, schütterem Haar und echtem Damenbart ist eher selten.

Wenn Sie extremen Haarausfall registrieren, sollten Sie sich auf jeden Fall an einen Heilpraktiker oder Arzt wenden. Die Naturheilkunde – allen voran die Homöopathie – kennt zahlreiche nebenwirkungsfreie Mittel, um den Haarwuchs zu fördern.

Wenn ein zu hoher Androgenspiegel die Haare schütter werden lässt, rät der Schulmediziner unter Umständen dazu, den Hormonhaushalt mit Östrogenpräparaten auszugleichen oder ein Mittel zur Senkung des männlichen Hormonanteils einzunehmen (siehe Seite 50f.). Solche Medikamente können den störenden Bartwuchs eindämmen und die Geheimratsecken zum Verschwinden bringen.

Das Haar ist ein Spiegel der Seele, und so gehören innere Ausgeglichenheit und der richtige Umgang mit Stress zu den besten Verbündeten, um es gesund und schön zu erhalten. Auch Entspannungstechniken können helfen, zu mehr Ausgeglichenheit und Ruhe zu finden.

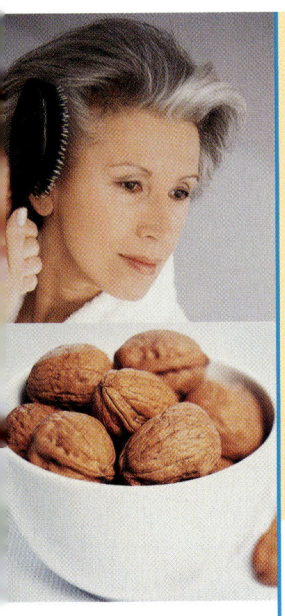

In Nüssen ist reichlich Bor enthalten, das für kräftiges, gesundes Haar sorgt.

Natürlich entgegensteuern

Bei Haarausfall, der durch das Absinken des Östrogenspiegels bedingt ist, kann Bor helfen. Dieses Mineral, das u. a. in Äpfeln, Trauben, Birnen und Nüssen enthalten ist, trägt dazu bei, das Defizit an weiblichen Hormonen teilweise zu kompensieren. Welche anderen natürlichen Östrogenhelfer es gibt, erfahren Sie auf Seite 4of. In schwer wiegenden Fällen wie starkem Haarausfall oder extrem störendem Haarwuchs am Kinn oder der Brust kann auch eine Hormonbehandlung sinnvoll sein. Eine zeitlich begrenzte Einnahme von sechs Monaten bis zwei Jahren reicht oft aus, um die Erscheinungen auf Dauer in den Griff zu bekommen.

Grau als Lichtblick

Wurden hierzulande die ersten Silberfäden im Haar bislang als unliebsame Vorboten des nahenden Alters und damit als störend betrachtet, so hieß man sie bei vielen Naturvölkern seit jeher willkommen: Dort nämlich gelten graue Haare als Zeichen dafür, dass dunkle Wesensanteile geläutert sind und lichthaften Aspekten Platz gemacht haben. Ein weißer Schopf gilt dementsprechend als Symbol für Weisheit. Ob aus solchen Erwägungen oder rein ästhetischen Gründen – vielleicht gefällt auch Ihnen der natürliche Silberton am besten. Wenn nicht, bleibt als Alternative das Färben. Die regelmäßige Anwendung von Chemiefarben kann allerdings wegen der aggressiven Inhaltsstoffe auf Dauer schädlich sein. Aufhellende Mittel sind dabei weniger problematisch als dunklere Töne. Strähnchen sind eine gute Möglichkeit, stumpf und glanzlos wirkendes graues Haar zu beleben. Sie sehen natürlicher aus als ein komplett durchgefärbter Schopf, und die nachwachsenden Haaransätze fallen nicht so schnell auf.

Profitipps vom Friseur

▶ Wenn es Ihrem Haar an Volumen fehlt, kann ein gestufter Kurz-haarschnitt der Frisur besseren Stand geben. Auch eine Volumen-dauerwelle kann mangelnde Fülle ausgleichen. Vorsicht jedoch bei feinem Haar: Eine zu starke Dauerwelle wirkt hier meist unnatürlich.

▶ Lassen Sie Färbung und Dauerwelle nie in einer Sitzung durch-führen. Zu viel Chemie auf einmal strapaziert die Haare und kann im Extremfall zu gebrochenen Spitzen und Haarausfall führen.

▶ Mit zunehmendem Alter werden Kopfhaut und Haare empfind-licher. Waschen Sie sich möglichst nicht täglich die Haare, und ver-wenden Sie nur sehr milde Shampoos. Je weniger ein Mittel schäumt, desto schonender die Wäsche. Kämmen Sie das Haar vorsichtig aus, denn in nassem Zustand ist es besonders dehnbar und entsprechend anfällig. Auch sollten Sie auf das tägliche Styling mit heißem Föhn und Lockenstab verzichten, denn die Hitze greift das Haar an.

▶ Sehr trockenes und brüchiges Haar braucht ab und zu eine näh-rende Kurpackung. Übertreiben Sie die Haarpflege aber nicht. Die in handelsüblichen Spülungen, Kuren und Repair-Produkten enthaltenen Weichspüler, die sich wie ein Film um die äußerste Plättchenschicht der Haare legen, machen sie so schwer, dass keine Frisur mehr hält.

▶ Gehen Sie sehr sparsam mit Haarwasser, Festiger, Gel und Schaum-präparaten um. Der in fast allen solchen Produkten enthaltene Alko-hol trocknet die Kopfhaut aus, so dass sich Schuppen bilden können.

Pflanzenfarben tönen das Haar schonender als che-mische Färbemittel. Für stark ergrautes oder weißes Haar sind sie allerdings nicht geeignet. Bei leicht bis mittel ergrautem Haar las-sen sich jedoch mit Henna attraktive Lichtreflexe ins Haar zaubern.

Gesunde Farbe für Ihr Haar

Manche Friseure arbeiten mit einer neuen Generation von Färbemitteln, die zu 95 Prozent aus pflanzlichen und nur zu fünf Prozent aus chemischen Substanzen bestehen. Diese Präparate bieten die Vorzüge von Pflanzen-farben, sind aber von der Farbwirkung her wesentlich besser zu kalkulieren.

Ein erfülltes Liebesleben ist kein
Privileg der Jugend

Lust und Liebe

Die eigenen Bedürfnisse
neu entdecken

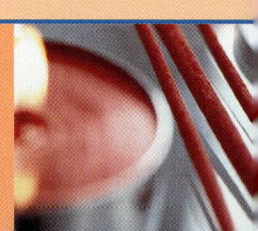

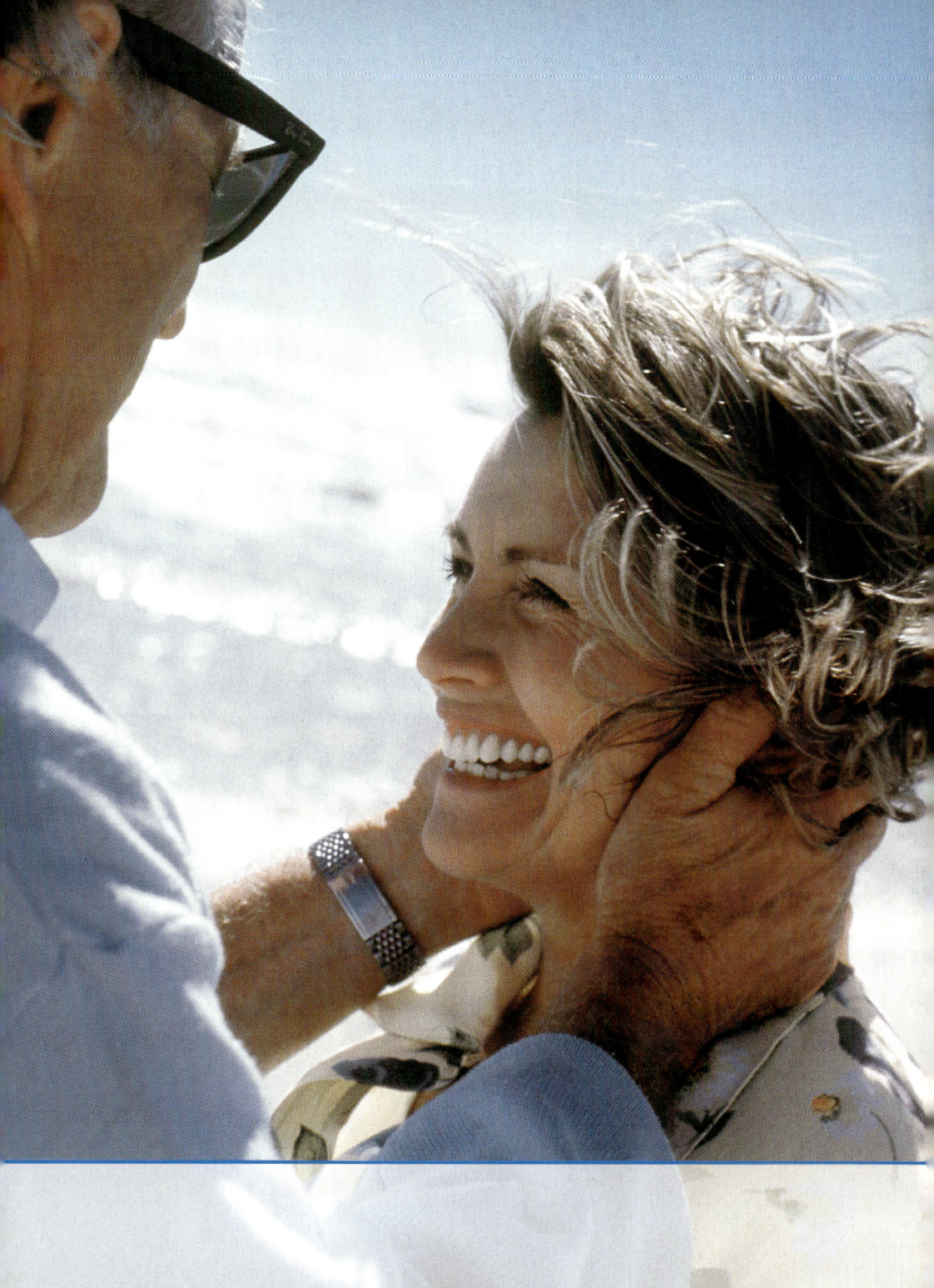

Frau bleibt ganz Frau – auch jenseits der 45

Bei der Betrachtung unseres Lebenswegs und der einzelnen Stationen unseres Erwachsenendaseins orientieren wir uns oft und gerne an den Frauen aus der Generation unserer Mütter. Sie sind uns an Lebenserfahrung immer einen Schritt voraus, und wir können von der älteren Generation lernen und von ihren Erfahrungen und Erlebnissen profitieren. Andererseits haben die Zeit und ihre gesellschaftlichen Veränderungen bewirkt, dass heute auch ganz andere Lebensentwürfe als in früheren Generationen denkbar sind.

> Mittlerweile hat es sich zum Glück herumgesprochen, dass mit dem Eintreten der Wechseljahre das sexuelle Interesse keineswegs erlahmt. Im Gegenteil, viele Frauen empfinden die körperliche Liebe mit zunehmendem Alter erfüllender und befriedigender als in jungen Jahren.

Zu alt für die Sexualität?

Spätestens wenn es um das Thema »Sexualität« geht, stoßen wir an Grenzen. Haben wir Wechseljährigen von heute in unserer »Sturm-und-Drang-Zeit« die sexuelle Befreiung der 1968er miterlebt, mussten sich unsere Mütter noch in das ungleich engere Moralkorsett früherer Zeiten fügen. Zärtlichkeiten wurden damals bei weitem nicht so öffentlich ausgelebt, wie das heute der Fall ist, ganz zu schweigen von der Tabuisierung jeder Form von Erotik. Über Sexualität sprach (und spricht) man in dieser Generation nicht. Kein Wunder, dass viele von uns die eigenen Eltern als mehr oder weniger asexuelle Wesen erlebt haben, die als Ratgeber in Sachen Erotik denkbar ungeeignet erschienen. Angesichts der verschämten Verleugnung, der wir da begegnen, stehen wir in dieser Phase unseres Lebens mit unseren Fragen ziemlich allein da – wer sagt mir nämlich: Sind alte Leute überhaupt sexuell aktiv? Haben sie noch Lust? Und wenn ja, »funktioniert« das denn noch?

Was sagt die Statistik?

Es gibt wohl kaum einen Aspekt des Lebens, zu dem es keine wissenschaftlichen Studien gäbe. So wurde in den USA auch das Sexualleben älterer Menschen mehrfach untersucht. Nachdem den meisten von uns direkte Ansprechpartner zu diesem Thema fehlen, können solche Erhebungen immerhin einige Antworten geben.

Die Ergebnisse sind positiv

Von den 45- bis 55-Jährigen sind ca. 70 Prozent, von den 55- bis 70-Jährigen nach eigenen Angaben immerhin noch mindestens 60 Prozent sexuell aktiv. Dass auch noch ältere Frauen nicht auf ihr Sexualleben verzichten, dafür sprechen folgende Daten:

▸ Während 55 Prozent der Männer über 60 noch mindestens einmal pro Woche Sex hatten, gaben die Frauen im Alter zwischen 60 und 91 an, sie wären noch durchschnittlich 1,4-mal pro Woche sexuell aktiv. Demzufolge hätten Frauen also im Alter ein lebendigeres Liebesleben als Männer – es fragt sich nur, mit wem sie es teilen …

▸ Interessant ist auch folgende Untersuchung an gesunden Frauen über 80 Jahre: 30 Prozent von ihnen hatten einen impotenten Partner und 20 Prozent klagten über mangelnde Gelegenheit zum Sex. Nur 23 Prozent berichteten von einem gänzlichen Verlust der Libido, aber 50 Prozent von Schmerzen beim Geschlechtsverkehr durch die verminderte Gleitfähigkeit der Scheide. Orgasmusstörungen hatten 30 Prozent der an der Studie teilnehmenden Frauen.

Ein potenter Partner und die Behandlung der Scheidentrockenheit könnten vielen Frauen durchaus auch in höherem Alter ein erfülltes Sexualleben bescheren.

Ängste nicht vom Tisch wischen

Sexualität ist also bis ins hohe Alter möglich. Und doch plagen sich viele Frauen in den Wechseljahren mit allerhand Ängsten und Selbstzweifeln, die es ihnen schwer machen, ihre Lust ungetrübt zu erleben. Wohin wir auch schauen – auf der Parkbank oder der Kinolein-

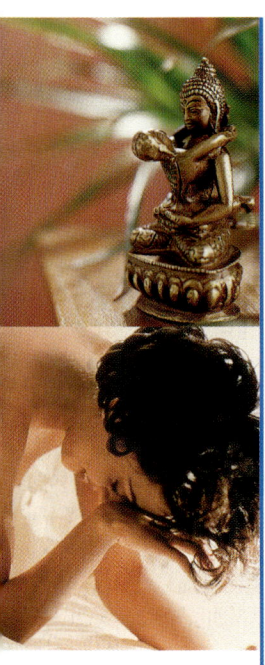

wand, im Fernsehen oder in den Frauenzeitschriften – Liebe scheint ein Privileg der Jugend zu sein. Wirkt es nicht sonderbar, wenn ich als Frau in mittleren Jahren Hand in Hand mit einem Mann durch die Innenstadt schlendere? Mache ich mich nicht lächerlich, wenn ich »in meinem Alter« auf die Idee komme, mit einem Mann zu flirten? Und schließlich die Kardinalfrage: Bin ich überhaupt noch attraktiv für das andere Geschlecht? In der Tat macht es ein wenig traurig, wenn wir in den Spiegel schauen und feststellen, dass unsere Haut nicht mehr aussieht wie die einer 20-Jährigen und dass sich die Form unserer Brüste vom prallen Apfel zur reifen Birne wandelt.

Die eigene Lust entdecken

Wenn Sie sich Sorgen in dieser Hinsicht machen, lassen Sie sich beruhigen: Guter Sex hat nichts mit körperlicher Attraktivität zu tun. Im Gegenteil! Junge Frauen sind oft so sehr damit beschäftigt, in jeder Situation möglichst vorteilhaft auszusehen, dass sie das Liebesspiel nicht wirklich genießen können. Um in Evas Kostüm schlank auszusehen, ziehen sie womöglich den Bauch ein – und wundern sich, warum es mit dem Orgasmus nicht so recht klappt.

Mit zunehmendem Alter dürfen solche Oberflächlichkeiten mehr und mehr in den Hintergrund treten. Eine reife Frau weiß viel eher, was sie mag und braucht, damit der Sex für sie befriedigend ist. Sie orientiert sich mehr an ihrer eigenen Lust als daran, sich ihrem Liebhaber »schön« zu präsentieren. Diese Hingabe und die Fähigkeit sich gehen zu lassen ist es, was den eigentlichen Genuss erst ermöglicht.

Viele Frauen gehen mit der Sicherheit der körperlichen und geistigen Reife erneut auf erotische Entdeckungsreise.

Eine Frage des Mutes

Auch wenn uns die Medien ein gesellschaftliches Bild von größter sexueller Freizügigkeit vermitteln, ist kaum eine von uns wirklich frei von einschränkenden Moralvorstellungen. Wir reden sicher mehr über das Thema »Sex« als unsere Mütter, doch in unserem Inneren gelten weiterhin viele der alten Tabus. Je mehr wir unsere Fixierungen und Vorurteile über Bord werfen und aufhören, uns darüber Gedanken zu machen, was in einer erotischen Beziehung »anständig« und was »unanständig« ist, desto eher wird es uns gelingen, unser Liebesleben lebendig und kreativ zu gestalten. Gerade reifen Frauen kann dieser Befreiungsakt gelingen, denn sie haben all die vielen kleinen Unsicherheiten der Jugend längst hinter sich gelassen. Was sie dabei gewinnen können, ist eine erotische Ausstrahlung, die sie nicht nur für gleichaltrige, sondern oft auch für wesentlich jüngere Männer überaus attraktiv werden lässt.

Endlich mehr Zeit für die Partnerschaft

Neben der mit den Jahren gewonnenen sexuellen Reife kann sich für Frauen, die in einer festen Partnerschaft leben, noch ein zweiter Faktor ausgesprochen positiv auf das Sexualleben auswirken: das Plus an Zeit. Während der »Gründerphase« ist eine Paarbeziehung von tausenderlei Alltagsproblemen geprägt, gilt es doch, sich einen Hausstand zu schaffen, vielleicht gar eine Wohnung oder ein Haus zu kaufen, Kinder großzuziehen und sich beruflich zu etablieren. Bis eine Frau in die Wechseljahre kommt, ist die Wohnung in der Regel komplett eingerichtet, die Kinder sind groß und bereit, ihr eigenes Leben zu führen, und auch berufliche Ziele oft schon erreicht. Im Hinblick auf

Viele Frauen haben einen Partner, der etwas älter ist als sie. Auch an ihm sind die Jahre nicht spurlos vorübergegangen, und ob er es wahrhaben möchte oder nicht: Mit seinen grauen Haaren und Geheimratsecken, seinen Falten und dem zunehmenden Bauchumfang ist auch er nicht mehr die Idealbesetzung für die Rolle des jugendlichen Liebhabers.

Einander neu kennen lernen und die Veränderungen des anderen akzeptieren.

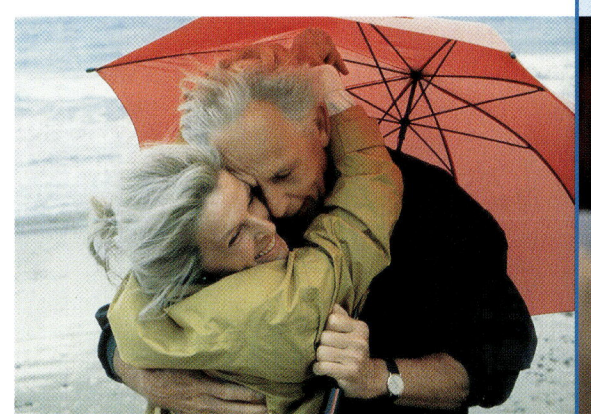

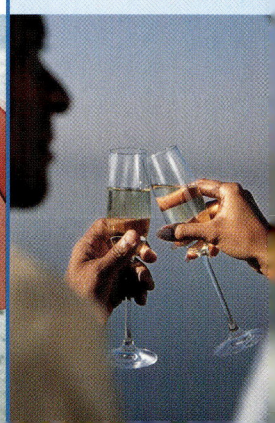

die Partnerschaft entsteht damit eine völlig neue Situation: Waren alle Kräfte bislang darauf ausgerichtet, in einem oft recht hektischen und fordernden Familienalltag zu bestehen, steht auf einmal wieder die Zweisamkeit im Mittelpunkt. War das Liebesleben früher oftmals zu kurz gekommen, kann es jetzt neu aufblühen.

Ehe auf dem Prüfstand

Natürlich herrscht zwischen Partnern nach langjähriger Ehe nicht immer nur Friede, Freude, Einigkeit. Häufig ist das Paar inzwischen gesellschaftlich etabliert, wirtschaftlich abgesichert, und auch die Kinder brauchen ihre Eltern weniger als früher. Damit aber fallen wichtige Gemeinsamkeiten und Gesprächsthemen weg, und so manches Paar stellt fest, dass es sich unter dem Einfluss all der vielen Anforderungen des Alltags regelrecht aus den Augen verloren hat. Ein Gefühl der Entfremdung – und vielleicht auch der Langeweile – breitet sich aus. In einer solchen Situation fällt es schwer, Intimität zuzulassen. Hinzu kommt, dass Frauen in den Wechseljahren noch einmal ihre Einstellung zur eigenen Körperlichkeit überprüfen und dabei womöglich zu dem Schluss kommen, dass sie ihren Mann einfach nicht mehr reizvoll finden. Dann lehnen sie sich innerlich gegen seine Annäherungsversuche auf und empfinden seine Zärtlichkeiten als unangenehm.

Wenn Sie selbst solche Gefühle in sich entdecken, schieben Sie sie nicht einfach beiseite, auch wenn Sie sich auf der äußeren Ebene scheinbar gut mit Ihrem Mann arrangiert haben. Sie sind ein deutliches Alarmzeichen dafür, dass in der Beziehung generell etwas nicht stimmt. Ein – unter Umständen sehr schmerzlicher – Klärungsprozess steht an. Allein lässt er sich nur sehr schwer bewältigen. Wenn Ihre Ehe in einer solchen Krise steckt, kann der Besuch bei einem Paartherapeuten für beide eine echte Hilfe sein.

Die vielen Veränderungen, die zahlreiche Paare in der Zeit der Wechseljahre durchleben, bergen natürlich ein hohes Maß an Konfliktpotenzial für die Beziehung. Gerade jetzt ist es wichtig, dem Partner Aufmerksamkeit und Verständnis entgegenzubringen und sich vor allem auch Zeit für Zärtlichkeiten und intime Stunden zu zweit zu nehmen.

Scheidenbeschwerden als Lustkiller

Wenn Frauen in den Wechseljahren ihre Sexualität als wenig angenehm erleben, hat dies natürlich nicht immer mit Partnerschaftsproblemen zu tun. Oftmals stecken auch ganz konkrete körperliche Beschwerden dahinter. Im Lauf der Jahre verkürzt und verengt sich die Scheide, und durch die Hormonumstellung wird ihre Schleimhaut dünner und empfindlicher. Außerdem wird der Scheideneingang bei manchen Frauen bei sexueller Stimulation nicht mehr so feucht, so dass das Gleitmittel fehlt und der Akt unter Umständen schmerzhaft ist. Die Klitoris verändert sich ebenfalls im Lauf der Jahre: Sie wird kleiner, und die Vorhaut zieht sich mit der Zeit unter Umständen so weit zurück, dass sie vor Berührungen ungeschützt ist, was zu Schmerzen und Juckreiz führen kann.

Beschwerden natürlich lindern

Wenn Sie unter Scheidentrockenheit und Schmerzen beim Geschlechtsverkehr leiden, schaffen neben den von Frauenärzten verschriebenen östrogenhaltigen Cremes auch eine ganze Reihe von pflanzlichen Präparaten Abhilfe. Damit es erst gar nicht zu Problemen kommt, hilft jedoch am besten regelmäßiger Sex. Er ist die beste vorbeugende Maßnahme, um die Elastizität und Feuchtigkeitsproduktion der Scheide zu erhalten. Auch konsequentes Beckenbodentraining strafft die Vagina und ist gut fürs sinnliche Vergnügen.

Gesicht und Körper mit feuchtigkeitsspendenden Cremes und Hautlotionen zu pflegen, ist für viele Frauen eine Selbstverständlichkeit. Die Vaginalzone gleichermaßen zu verwöhnen, kommt vielen jedoch irgendwie anstößig vor. Dabei kann gerade hier ein wenig zusätzliche Feuchtigkeit nie schaden. Zur regelmäßigen Pflege des Schamlippenbereichs sollten Sie aber unbedingt eine Creme ohne Parfum- oder Alkoholzusatz wählen, damit die Haut nicht gereizt wird.

Ein Zuviel an Hygiene ist für den Schambereich ebenso falsch wie mangelnde Sauberkeit. Verwenden Sie niemals denselben Waschlappen ein zweites Mal zur Reinigung. Durch die Feuchtigkeit und Wärme sind sie der perfekte Nährboden für schädliche Keime und Bakterien.

Verstehen Sie sich noch immer gut mit Ihrem Partner? Dann können Sie die neu gewonnenen Freiräume im Familienalltag als Chance für einen »zweiten Frühling« nutzen. Wie wär's mit einer kleinen Reise zu zweit?

Pflegemittel für die Scheide

▸ Massieren Sie den äußeren Scheideneingang und den Damm mit Weizenkeimöl. Das hält die Haut elastisch.

▸ Nehmen Sie dreimal täglich eine Kapsel Nachtkerzenöl (im Reformhaus erhältlich). Auch dadurch bleibt die Elastizität der Haut erhalten.

▸ Besorgen Sie sich in der Apotheke Majorangel, und behandeln Sie damit zwei- bis dreimal pro Woche die Vagina und den äußeren Scheidengang. Das Gel durchwärmt und kräftigt die Haut und macht sie widerstandsfähiger gegen Infektionen. Bei allergischen Reaktionen wie Hautreizungen oder Rötungen das Präparat sofort absetzen!

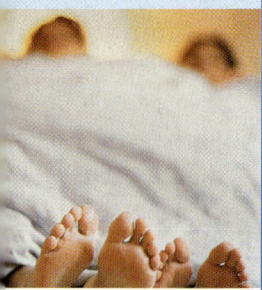

Die besten Freunde – nur in Sachen Erotik läuft leider gar nichts mehr.

Wenn die richtige Stimmung fehlt

Neben Partnerschaftsproblemen und körperlichen Beschwerden gibt es noch einen dritten Faktor, der auf die Libido drücken kann: die depressive Verstimmung. Während manche Frauen in den Wechseljahren ungeachtet aller Widrigkeiten kaum jemals ihren Humor und ihre gute Laune verlieren, gehen andere durch eine regelrechte Krise. Sie fühlen sich überfordert, genervt und gereizt, plagen sich mit Selbstzweifeln herum und finden keine befriedigende Antwort auf die quälende Frage nach dem Sinn ihres Tuns. Niedergeschlagenheit und Antriebslosigkeit, Lethargie und negatives Denken aber vertragen sich nun einmal nicht mit Lust und Liebe. Wenn Sie in einem solchen Stimmungstief stecken, dann setzen Sie sich nicht auch noch in dieser Hinsicht unter Druck!

Ab Seite 124 sind die Hintergründe für wechseljahrebedingte Depressionen dargestellt. Über mögliche Auswege aus der Krise erfahren Sie alles ab Seite 125.

Und wenn er lustlos ist?

Spätestens seit der Markteinführung des Potenzmittels Viagra ist die männliche Potenz zum Gegenstand der öffentlichen Diskussion geworden. Eines wurde dabei mehr als deutlich: männliche Erektionsprobleme sind alles andere als ein Einzelphänomen. Schon allein dieses Wissen nimmt sehr vielen Frauen eine Last von den Schultern, denn manche fühlen sich regelrecht schuldig, wenn er nicht will oder kann – sie führen dies auf ihre eigene mangelnde Attraktivität zurück. Viele Frauen glauben, nur sie selbst würden älter oder nur sie wären manchmal lustlos im Bett. Kein Vorurteil hält sich so hartnäckig wie das vom Mann, der immer will und immer kann. Dabei kann auch er durchaus seine sexuellen Tiefs erleben.

Unterschiedliche Libidokurven

Reife Frauen stehen häufig vor einem Dilemma: Da haben sie endlich ihre Lust am Sex entdeckt, und ausgerechnet jetzt ist entweder kein Partner da, oder aber der Mann zieht sich mehr und mehr in sein Schneckenhaus zurück. Der draufgängerische Liebhaber von einst ist in die Jahre gekommen. Während bei den meisten Frauen die Libidokurve und die sexuelle Erlebnisfähigkeit erst ab dem 30. Lebensjahr ihren Höhepunkt erreicht und dann über einen langen Zeitraum auf relativ hohem Niveau auch über die Wechseljahre hinweg konstant bleibt, erleben Männer zwischen 18 und 25 Jahren ihre sexuelle Hochphase. Danach flacht die Triebkurve deutlich ab. Mit dem Beginn der männlichen Wechseljahre, der so genannten Andropause, die bei den meisten Männern zwischen dem 50. und 55. Lebensjahr einsetzt, kommt es noch einmal zu einem Knick. Mit der Abnahme des frei verfügbaren männlichen Geschlechtshormons Testosteron erleben 80 Prozent aller Männer nicht nur gelegentliche Erektionsstörungen, sondern auch eine rapide Abnahme ihrer sexuellen Lust.

Was den Sex betrifft stehen Männer unter sehr viel größerem Leistungsdruck als Frauen, denn schließlich ist die Potenz direkt an das männliche Erfolgsimage gekoppelt – ein nicht zu unterschätzender Stressfaktor, der zusätzlich auf die Libido drückt.

Einfühlungsvermögen – für beide wichtig

Wenn er nicht mehr so oft will und kann wie früher, schürt das in uns Frauen oft die abenteuerlichsten Phantasien. Ob nicht etwa doch eine Affäre mit einer anderen (jüngeren) dahinter steckt? In einer Zeit, in der das eigene Selbstbewusstsein durch die Wechseljahre mit all ihren Begleiterscheinungen häufig auf eine harte Probe gestellt wird und viele Frauen Angst vor der jüngeren Konkurrenz haben, scheinen sich Mutmaßungen wie diese geradezu aufzudrängen.

Bevor Sie aber anfangen, seine Taschen nach verräterischen Blumen- oder Dessousrechnungen zu durchsuchen, überlegen Sie sich doch einmal, ob er sich nicht womöglich in einer ähnlichen Wandlungskrise befindet wie Sie selbst auch und die körperlich-seelische Umstellung auf seine Libido drückt. Nicht nur wir Frauen, sondern auch unsere Männer brauchen in den Wechseljahren sehr viel Verständnis – und wo könnten wir ihnen unsere Bereitschaft dazu besser zeigen als bei der Liebe? Vieles geht im täglichen Nebeneinander verloren. Besinnen Sie sich doch einmal auf frühere Zärtlichkeitsbeweise und Aufmerksamkeiten, mit denen Sie Ihren Partner verwöhnten.

Der »künstliche« Kick – warum nicht?

Auf die Frage, was sie von Potenzmitteln wie Viagra halten, reagieren viele Frauen eher skeptisch. Die Vorstellung, dass ihr eigener Mann mit der Pille »nachhilft«, macht ihnen ein mulmiges Gefühl. Entweder haben sie Angst, der medikamentöse Erektionskick würde seinen Trieb so ungezügelt forcieren, dass sie um ihre körperliche Unversehrtheit fürchten müssen. Oder aber sie haben Bedenken wegen möglicher Nebenwirkungen, die für ihren Mann mit der Einnahme eines solchen synthetischen Präparats verbunden sind. Und irgendwo tief in ihrem Inneren regt sich wohl auch der Ehrgeiz, den Mann mit den eigenen erotischen Reizen stimulieren zu wollen und nicht auf chemische Hilfsmittel zurückgreifen zu müssen. Ungeachtet solcher Einwände können Mittel wie Viagra aber auch und gerade der Frau Vorteile bringen.

Die Vorteile synthetischer Hilfsmittel

▶ Viagra ist allein von der Anwendung her wesentlich lustfreundlicher als andere Erektionshilfen von der Vakuumpumpe über Penisimplantate bis hin zur Schwellkörper-Autoinjektionstherapie (SKAT). Wenn die Alternative lautet: Sex mit Viagra oder gar kein Sex, warum sollten Sie dann auf Ihre Lust verzichten?

▶ Die Potenzpille macht den Mann nicht zum »Tier« mit ungezügeltem Dauertrieb! Sie verhilft ihm vielmehr zu einer wunderbaren Erektion und befreit ihn von jeglichem Leistungsdruck. Damit wird er zu einem wesentlich besseren und ausdauernderen Liebhaber. Statt sich ständig auf seinen Penis zu konzentrieren, kann er sich jetzt voll und ganz Ihnen widmen. Mitunter lösen sich dabei weibliche Orgasmusstörungen wie von allein auf.

▶ Viagra allein kann dem Mann keine Erektion schenken. Ohne Ihre Zärtlichkeiten und Ihre erotischen Reize läuft trotz chemischer Nachhilfe gar nichts. Seine Lust ist also nicht künstlich, sondern hat nach wie vor sehr viel mit Ihnen zu tun. Was Sie beide gewinnen, sind seelische Entspannung und unbeschwerte Leichtigkeit. Und viele heiße Liebesnächte.

Wenn nach entsprechender Verordnung durch den Arzt der Lust des Mannes ab und zu chemisch auf die Sprünge geholfen wird, treten bei geringer Dosierung Nebenwirkungen wie Kopfschmerzen, Erröten der Gesichtshaut, erhöhte Lichtempfindlichkeit, Anschwellen der Nasenschleimhaut wenn überhaupt, nur in sehr milder Form auf.

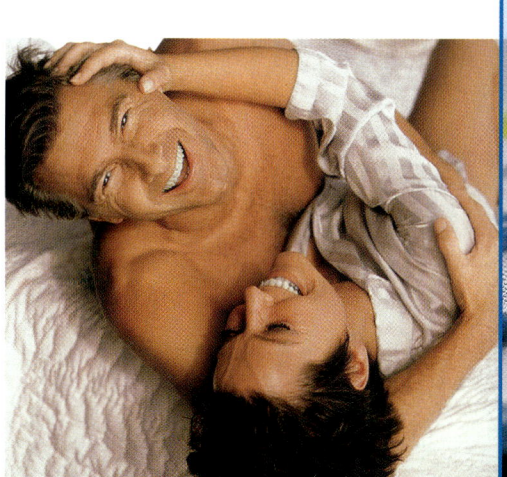

Ohne Leistungsdruck lässt sich eine entspannte und befriedigende Sexualität leben.

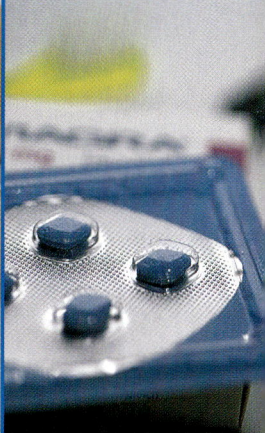

▶ Natürliche Stimulanzien wie Ginseng, Austern oder Sellerie regen zwar an, reichen bei wirklichen Erektionsstörungen aber nicht aus. Einzig die aus den Rindenextrakten eines afrikanischen Baumes gewonnenen Yohimbinpräparate haben eine etwas stärkere Wirkung auf die Durchblutung der Genitalien. An Nebenwirkungen werden vor allem eine leichte Erhöhung des Blutdrucks sowie verstärkte Nervosität und Reizbarkeit beobachtet, was zu großer Vorsicht bei der Einnahme dieser Mittel mahnt.

Immer noch ein Tabu – Masturbation

Bei Single-Frauen in den Wechseljahren stellt sich die Frage »Viagra, ja oder nein?« oft erst gar nicht. Für sie geht es eher darum, überhaupt einen geeigneten Intimpartner zu finden.

Die Zeit der One-Night-Stands ist für die meisten Alleinstehenden dieser Altersgruppe vorüber. Nicht, weil sie sich durch irgendwelche gesellschaftlichen Tabus daran hindern ließen, sondern weil ihnen der Sinn einfach nach etwas anderem steht. Um sich körperlich auf einen Mann einzulassen, brauchen sie mehr als ein paar schöne Worte. Sexuelle Aktivität aber ist nicht nur eine Energiequelle erster Ordnung, sondern gleichzeitig auch das beste Mittel, um organisch gesund zu bleiben.

Lustvoll und gesund

Wenn Sie keinen Partner haben, bleibt die Masturbation. Vom lustvollen Erleben einmal abgesehen, trainieren Sie damit die Muskeln im Genitalbereich und sorgen dafür, dass Ihre Scheide gut durchblutet ist. Durch die Stimulierung der Feuchtigkeitsabsonderung bleibt der pH-Wert der Scheide niedrig. Das verhindert das Wachstum von pathologischen Keimen und beugt damit dem Entstehen bakterieller Infektionen vor.

Der spielerische und experimentierfreudige Umgang mit dem eigenen Körper fällt vielen Frauen schwer. Sich selbst »da unten« zu berühren galt noch in der Generation unserer Mütter als schmutzig und krankhaft, und leider wird diese Vorstellung auch heute noch häufig an unsere Kinder weitergegeben. Dabei ist die Masturbation eine lustvolle und ganz natürliche Variante unseres Sexualverhaltens.

Der Reiz des Neuen

Ungeachtet etwaiger hormoneller Verschiebungen, die sich bei Mann und Frau mit zunehmendem Alter ergeben, ist und bleibt die Langeweile Lustfeind Nummer eins. Kein Wunder, dass sich langjährige Partner gelegentlich nach einer Abwechslung sehnen. Denken wir nur daran, wie es ist, frisch verliebt zu sein. In diesem Zustand wirkt alleine der Gedanke an den geliebten Menschen prickelnd wie Champagner – und das längst nicht nur für Teenies, sondern auch für ältere Menschen. Immer schon hat der Reiz des Neuen die Fantasien beflügelt, und so mancher Seitensprung geht auf sein Konto. Dabei übersehen wir oft, dass Neues nicht unbedingt von außen kommen muss. Wer frischen Wind in den eingefahrenen Beziehungstrott bringt, kann auch in einer langjährigen Partnerschaft wieder die einstige Verliebtheit spüren und einen zweiten Frühling erleben.

Fehlt in Ihrer Beziehung der erotische Kick? Dann warten Sie nicht darauf, bis er die Initiative ergreift! Trauen Sie sich, Ihre sinnlichen Phantasien in die Tat umzusetzen, und überraschen Sie ihn mit Seiten, die er bisher an Ihnen womöglich gar nicht kannte.

Machen Sie den ersten Schritt!

Ob durch Langeweile, düstere Stimmung oder zu viele Alltagspflichten, manchmal schläft in langjährigen Beziehungen das Liebesleben regelrecht ein – die beiden Partner führen eine Art Hänsel-und-Gretel-Ehe, in der jeder mehr oder weniger sein eigenes Leben lebt und es keine echte Berührung mehr gibt. In einer solchen Situation wird wohl keine Frau auf die Idee kommen, sich nun plötzlich in nagelneue Dessous zu stürzen, um den Partner zu überraschen. Hier ist zunächst einmal die Strategie der kleinen Schritte gefragt.

Die Kunst der sanften Berührung

Eine gute Möglichkeit zur Wiederbelebung des liebevollen körperlichen Umgangs miteinander bietet auch die Partnermassage. Dabei kommt es weniger auf eine perfekt ausgefeilte Grifftechnik als auf die

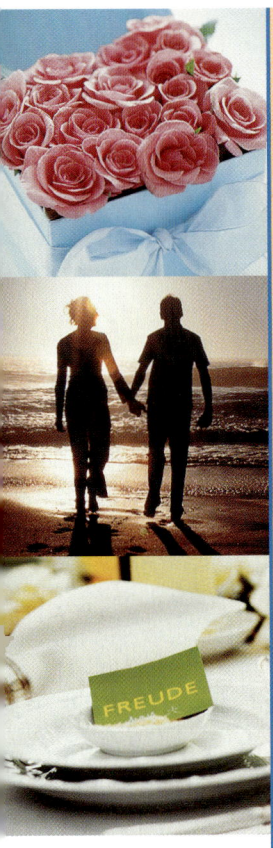

Wiederbelebungsprogramm für die Partnerschaft

▶ Wie sieht es mit Ihren Begrüßungs- und Abschiedsritualen aus? Umarmen Sie Ihren Partner doch wieder einmal besonders liebevoll, wenn er aus dem Haus geht oder heimkommt. Sie brauchen ihn ja nicht gleich mit dem Cocktailglas in der Hand an der Tür zu erwarten.

▶ Überprüfen Sie einmal kritisch Ihre Kleidungsgewohnheiten. Selbst Frauen, die außerhalb der eigenen vier Wände modebewusst und gestylt auftreten, tragen zu Hause manchmal nur noch alte T-Shirts und Leggings (weil's ja so bequem ist). Ab und zu ist dagegen ja nichts einzuwenden, und Sie müssen zu Hause auch bestimmt nicht im kleinen Schwarzen herumlaufen. Aber deshalb brauchen Sie sich noch längst nicht in Sack und Asche zu kleiden. Ein wenig Stil darf das Wochenendoutfit schon haben. Und wenn Sie schon beim Aussortieren sind: Der ausgebeulte Jogginganzug und die verschlissenen Bastlerhosen Ihres Mannes können Sie gleich mit in die Altkleidersammlung geben!

▶ Denken Sie einmal an all die kleinen Aufmerksamkeiten, die Sie Ihrem Mann früher zuteil werden ließen, all die kleinen Liebesbotschaften und Mitbringsel, Gesten und Blicke, die Sie einst so großzügig verteilt haben. Was ist davon übrig geblieben? Manchmal hilft es schon, ganz bewusst auf die kleinen liebevollen Details zu achten, um das Beziehungsfeuer wieder aufs Neue zu entfachen.

Durchbrechen Sie das Beziehungseinerlei! Möglichkeiten gibt es dafür viele.

▶ Wie man in den Wald hineinruft, so schallt es auch heraus – ein Sprichwort, das durchaus auch für Partnerschaften gilt. In vielen Ehen schleicht sich im Lauf der Jahre ein gleichgültiger, genervter oder auch sarkastischer Umgangston ein. Keine Spur mehr von den weichen, warmen Stimmen von einst. Der Ton aber macht die Musik – auch die sinnlich-erotische.

sanfte, liebevolle Berührung an. Denken Sie doch nur daran, wie angenehm es ist, wenn Ihnen jemand nach einem langen Arbeitstag die
verspannten Schultern massiert. Bei so viel Wohlbehagen lösen sich
neben den Verkrampfungen auch der Stress und die seelischen Zwänge auf. Gönnen Sie sich gegenseitig solche Streicheleinheiten! Wenn
Sie sich auf diese unverfängliche Weise körperlich wieder näher kommen, ist das eine gute Möglichkeit, um zurück zur erotischen Intimität zu finden.

Sinnliche Gaumenfreuden

Ein guter Einstieg in die neue Zweisamkeit ist auch das lustvolle Essen
zu zweit. Bei Kerzenlicht und gedämpfter Musik lässt sich herrlich
plaudern und entspannen. Und um dem Liebesleben auf die Sprünge zu helfen, können Sie allerhand aphrodisische Genüsse auftischen.
Austern, Kaviar, Sellerie, Spargel, Knoblauch und Zwiebeln (Achtung,
wegen des Geruchs nur gut, wenn beide davon essen!) ebenso wie
Erdbeeren, Kirschen, Datteln, Feigen und Weintrauben wirken stimulierend. Auch Gewürze regen an: Koriander, Liebstöckel und Piment
können mehr, als Geschmack ins Essen bringen. Und wo wir schon
bei der Würze sind: Alles, was scharf ist, macht angeblich auch scharf.
Das gilt für Pfeffer und Curry (die Inder nennen ihn Liebespulver)
genauso wie für Chilischoten und Ingwer.

Zeit für Zärtlichkeit

Gerade in schwierigen Lebensphasen – und die Wechseljahre sind
zweifellos nicht immer ganz einfach – wächst die Sehnsucht nach
Zuwendung. Wenn wir ein seelisches Tief haben, wünschen wir uns
oft nichts mehr, als dass uns jemand in den Arm nimmt – kleine
Gesten sind ungemein wohltuend, denn sie bekunden ohne Worte:
»Ja, ich verstehe dich. Ich weiß, wie es dir geht.«

Liebe geht ja bekanntlich durch den Magen. Wenn Sie das stundenlange Zubereiten kulinarischer Köstlichkeiten in der Küche vermeiden möchten, um nicht abgekämpft und völlig erledigt am kerzenerleuchteten Tisch zu sitzen – es gibt bestimmt auch in Ihrer Stadt eine ganze Reihe von Bringdiensten, die wesentlich mehr können als Pizza und Ofenkartoffel. Wie wäre es beispielsweise mal mit Sushi?

Studien belegen, dass Frauen, die ohne engere Vertrauensperson in ihrem Umfeld leben und mit niemandem über Alltagsschwierigkeiten und persönliche Probleme sprechen können, eher anfällig sind für Depressionen und psychische Störungen als Frauen mit einer festen emotionalen Bezugsperson.

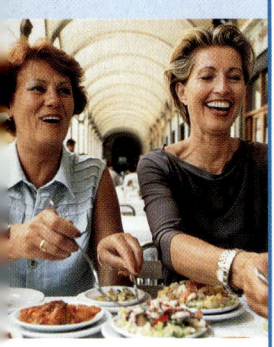

Mit Freunden die angenehmen Seiten des Lebens teilen.

Diese zärtlichen Details sind der Kitt, der Beziehungen auf Dauer zusammenschweißt. Gerade wenn wir uns einmal nicht so gut fühlen und an alles andere als an Sex denken, ist diese Form von Nähe unwahrscheinlich wichtig.

Kontakte pflegen

Für Single-Frauen in den Wechseljahren ist es ganz besonders wichtig, ihre Freundschaften zu pflegen und sich nach neuen Kontakten umzusehen. Besonders kritisch kann es in solchen Phasen sein, ohne Begleitung zu verreisen. Inmitten des allerorts demonstrierten Partnerglücks kann sich das Alleinsein schnell in ein Gefühl der Einsamkeit verwandeln. Speziell auf Alleinstehende zugeschnittene Urlaubsreisen oder auch Ferienseminare sind da eine gute Alternative und bieten außerdem Gelegenheit, neue Bekanntschaften zu schließen.

Weiterhin ein Thema – Empfängnisverhütung

In der Menopause findet der Eisprung zwar immer seltener und teilweise höchst unregelmäßig statt, so dass sich das Risiko einer Schwangerschaft nach und nach reduziert. Mit endgültiger Sicherheit kann er aber selbst dann nicht ausgeschlossen werden, wenn ein ganzes Jahr seit Ihrer letzten Regelblutung vergangen ist. Doch auch in den Wechseljahren gibt es selbstverständlich verschiedene Möglichkeiten der Empfängnisverhütung.

Zu den möglichen Vorkehrungen der Frau bietet sich gerade in dieser Altersphase eine interessante Alternative: Überlegen Sie gemeinsam mit Ihrem Partner, ob für ihn nicht unter Umständen eine Sterilisation in Betracht kommt. Auch er dürfte mittlerweile aus dem Alter heraus sein, in dem er noch einmal ein Kind zeugen und großziehen

SCHWANGERSCHAFT –
EIN RISIKO

möchte; bei einem Mann ist so ein Eingriff wesentlich unproblematischer als bei einer Frau, er wird in der Regel ambulant und nur mit örtlicher Betäubung vorgenommen. Neben der Sterilisation der Frau ist dies die sicherste Methode der Empfängnisverhütung.

Einmal von Kondomen abgesehen, trägt bei allen anderen Methoden weiterhin die Frau die Verantwortung für die Verhinderung einer Schwangerschaft.

Antibabypille

Die Pille ist auch während der Wechseljahre der sicherste Schutz. Die modernen, niedrig dosierten Kombinationspillen aus Östrogen und Gestagen sind außer bei den für solche Präparate üblichen Gegenanzeigen (Bluthochdruck, Thromboseneigung, Krampfadern, Leberkrankheiten) auch für Frauen, die älter als 35 Jahre sind, geeignet. Da bei Einnahme solcher Präparate allmonatlich ein Zyklus vorgetäuscht wird, kann es aber vorkommen, dass die Frau überhaupt nicht merkt, wenn sie in die Wechseljahre kommt oder ob sogar schon die Menopause eingesetzt hat. Ab dem 50. Lebensjahr empfiehlt es sich daher, auf ein anderes Verhütungsmittel umzusteigen.

Wenn Sie zu Krampfadern neigen, zuckerkrank sind, starkes Übergewicht oder Magengeschwüre haben, sollten Sie nicht mit der Antibabypille verhüten. Gleiches gilt bei Myomen, Endometriose oder multipler Sklerose.

Pflanzliche Wirkstoffe

Mittel auf pflanzlicher Basis können zwar keinen wirklich sicheren Schutz gewähren, reduzieren aber das altersbedingt geringere Risiko einer Schwangerschaft noch einmal. Benediktusdistel, Frauenwurzel, Poleiminze (Flohkraut) und Yamswurzel sind die bekanntesten natürlichen Verhütungsmittel. Letztere wirkt wohl am zuverlässigsten. Sie enthält die wesentlichen Grundbestandteile, die zur Herstellung der Antibabypille verwendet werden, hat aber keine unangenehmen Nebenwirkungen, sondern wirkt beruhigend und krampflindernd.

Die optimale Emp-fängnisverhütung ohne Risiken und Nebenwirkungen gibt es leider immer noch nicht. Jede Frau muss sich hier nach ihren eigenen Bedürfnissen richten und Vor- und Nach-teile genau gegen-einander abwägen.

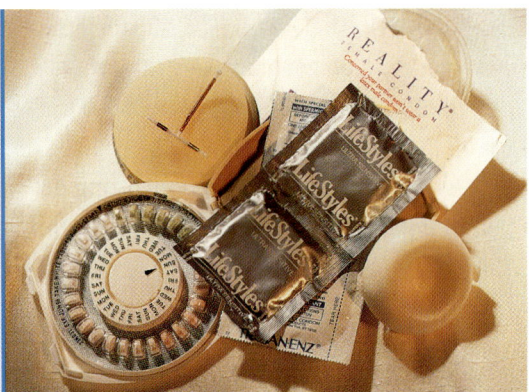

Verhütung in den Wechsel-jahren? Aber sicher!

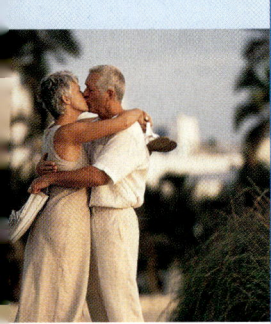

Die Spirale

Die Spirale – in der medizinischen Fachsprache Intrauterinpessar genannt – bietet sicheren Empfängnisschutz, denn sie verhindert, dass sich eine befruchtete Eizelle in die Gebärmutterschleimhaut einnisten kann. Die an dem Kunststoffkorpus angebrachte Kupfer-umwicklung dient als zusätzlicher Schutz. Das Metall hemmt die Beweglichkeit der Samenfäden und senkt damit noch einmal die Befruchtungsrate. Die Spirale muss der Frauenarzt einsetzen. Nach-teil: Es kann zu verstärkten Periodenblutungen oder auch Zwischen-blutungen kommen. Im Extremfall muss zusätzlich ein Gestagen-präparat genommen oder die Spirale wieder entfernt werden.

»Mechanische« Verhütungsmittel

Das Diaphragma oder auch Kondome sind bei richtiger Anwendung eine sichere Alternative für Frauen, die entweder die Pille nicht ver-tragen oder nicht nehmen möchten und sich auch keine Spirale ein-setzen lassen wollen. Das Diaphragma ist ein mehrfach verwendba-rer Gummiring mit einer darüber gespannten Latexhaut. Es wird vor dem Verkehr mit einer Samen abtötenden Creme bestrichen und tief in die Vagina eingeführt. Richtig platziert, deckt es den Muttermund vollständig ab und legt sich fest an die Scheidenwände an. Es darf erst zwölf Stunden nach dem Verkehr entfernt werden, denn erst dann sind die letzten Samenfäden abgestorben.

Weniger geeignet ist die Zyklusmessung, also die Beobachtung der Temperatur und des Schleims. Sie basiert auf einem regelmäßigen Zyklus – und den haben Wechseljährige nun einmal nicht. Die Unwägbarkeiten sind bei dieser Methode einfach zu groß!

Die andere Art der Fruchtbarkeit

Vom Kopf her ist alles ganz klar – da bietet die Menopause endlich Sicherheit vor einer Schwangerschaft, so dass wir Lust und Liebe unbeschwert genießen können. Doch irgendwo tief in unserem Inneren rührt sich womöglich doch ein wenig Traurigkeit über die verlorene Fruchtbarkeit. Zu sehr definieren viele von uns ihre Weiblichkeit über eben die Fähigkeit, Kinder zu bekommen. Mit der Menopause ist diese Chance nun endgültig vorüber. Ein Abschied, der gerade solchen Frauen schwer fällt, deren Kinderwunsch sich nicht erfüllt hat. Ob Sie nun Kinder haben oder nicht – wenn Sie eine gewisse Wehmut bei dem Gedanken fühlen, dann schieben Sie sie nicht einfach beiseite. Es braucht Zeit, sich mit der veränderten Situation zu arrangieren und den eigenen Körper in seiner veränderten Form akzeptieren zu lernen.

Es gilt, nach der körperlichen nun eine neue, geistige Form der Fruchtbarkeit zu entfalten. Ob durch abwechslungsreiche Beziehungen zu anderen Menschen, anregende Gespräche und Unternehmungen, die Verwirklichung kultureller Interessen oder das Streben nach persönlicher Entwicklung – es gibt vielfältige Möglichkeiten, Neuland zu betreten und im Leben Erfüllung zu finden.

Eine endgültige Lösung für Frauen, die auf keinen Fall mehr schwanger werden möchten, ist die Sterilisation. Bei dem Eingriff, der im Krankenhaus unter Vollnarkose durchgeführt wird, werden über eine Bauchspiegelung die Eileiter abgeklemmt oder verschweißt und damit undurchlässig gemacht. Weniger diffizil, aber ebenso unwiderruflich ist die Sterilisation des Mannes.

Die Gefahr von Krebserkrankungen
richtig einschätzen und Hinweise
frühzeitig erkennen

Einschnitte ins Leben

Durch Aufklärung mit den
Risiken leben lernen

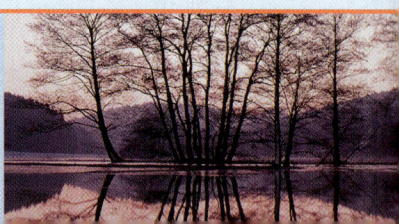

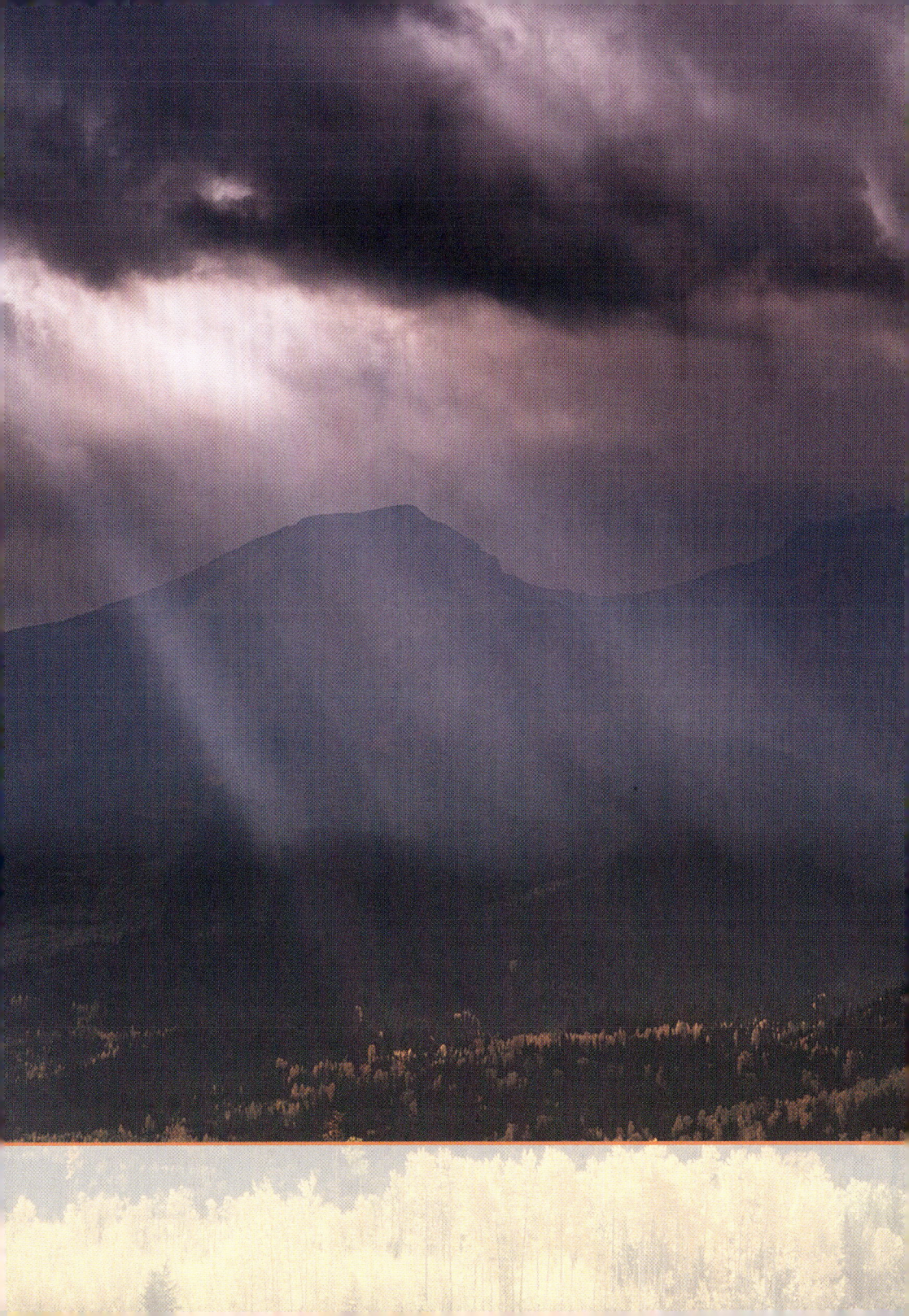

Warnzeichen erkennen – gezielt vorbeugen

Neben bestimmten Viren können äußere Einflüsse wie das Rauchen, übermäßiger Alkoholkonsum sowie Umwelt- und Strahlenbelastungen an der Entstehung von Krebserkrankungen mitwirken. Bei manchen Formen spielen auch Erbfaktoren eine Rolle. Indirekt können auch seelische Einflüsse beteiligt sein, denn sie schwächen das Immunsystem und begünstigen auf diese Weise die Entstehung von Geschwüren.

Mit zunehmendem Alter sind viele Frauen immer weniger bereit, sich anzupassen und sich mit einengenden Gegebenheiten abzufinden. Sie verfügen über mehr Selbstsicherheit und können ihren Standpunkt vertreten. Sie orientieren sich weniger an dem, was »man« tut oder nicht tut, als daran, was sie selbst für gut und richtig halten. Auch lassen sie sich nicht so ohne weiteres manipulieren oder gegen ihren Willen lenken.

Was aber im Hinblick auf die individuelle Freiheit und Eigenständigkeit so außerordentlich positiv und wünschenswert erscheint, ist in der körperlichen Entsprechung eher irritierend. Im Lauf der Jahre neigen nämlich auch die Zellen des menschlichen Organismus mehr als früher dazu, eigene Wege zu gehen. Rein oberflächlich ist dies an der wachsenden Tendenz zur Ausbildung von Warzen, pigmentierten Leberflecken, Angiomen (blau-rötliche Gefäßwucherungen) und Lipomen (Fettgeschwulste) zu erkennen – alles Anzeichen für die zunehmende Anfälligkeit des Körpers für Wucherungen durch unkontrolliertes Zellwachstum. Diese Veränderungen sind oft harmlos und gutartig, manchmal aber sind die Folgen auch sehr viel ernster. So wächst mit zunehmendem Alter das Risiko für Brust-, Gebärmutter- und andere Krebserkrankungen – eine Tatsache, die vielen Frauen in den Wechseljahren Angst macht.

Wie eine Krebserkrankung entsteht

Jede einzelne Zelle in unserem Körper hat ihre eigene genetische Struktur, in der ihre Funktion, Teilungsfähigkeit und Lebensdauer festgeschrieben ist. Durch den mit dem Alter fortschreitenden Abnut-

So verringern Sie das Risiko einer Krebserkrankung

▶ Rauchen Sie nicht, und halten Sie Maß beim Trinken von Alkohol. Mehr als ein viertel Liter Wein oder ein halber Liter Bier am Tag sollte es nicht sein. Gönnen Sie Ihrem Körper außerdem mindestens ein bis zwei alkoholfreie Tage in der Woche.

▶ Mit einer gesunden, vitalstoffreichen und ausgewogenen Ernährung können Sie Krebserkrankungen vorbeugen.

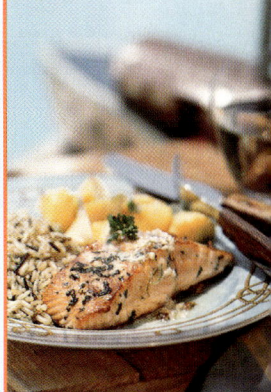

▶ Stärken Sie Ihr Immunsystem mit möglichst viel Bewegung – am besten an der frischen Luft. Ausdauersportarten wie Radfahren oder Walking sind besonders empfehlenswert.

▶ Achten Sie darauf, dass Infektionen immer gut ausheilen und nicht chronisch werden.

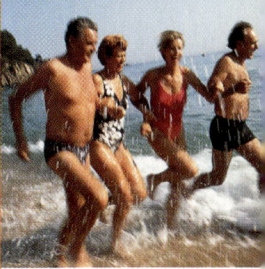

▶ Verzichten Sie auf ausgedehnte Sonnenbäder, und achten Sie auf ausreichenden Sonnenschutz.

▶ Sorgen Sie dafür, dass der Spaß nicht zu kurz kommt. Lachen stärkt erwiesenermaßen die körpereigenen Abwehrkräfte.

Spaß am Leben und eine gesunde Ernährung helfen Krebserkrankungen zu vermeiden.

▶ Vermeiden Sie Dauerstress, und nehmen Sie sich im Alltag regelmäßige Auszeiten. Wenn Sie nur schlecht abschalten können, helfen Entspannungsübungen (siehe Seite 147f.).

▶ Vertrauen Sie auf Ihre innere Stimme, und machen Sie sich bewusst für Ihre Interessen und Bedürfnisse stark. Als Botschafter in eigener Sache aufzutreten, ist kein Zeichen von Egoismus, sondern zeigt, dass Sie Ihr Leben selbst in die Hand nehmen.

▶ Last but not least: Beschäftigen Sie sich nicht ständig mit dem Thema »Krankheit«. Wer in Dauerfurcht vor einer Krebserkrankung lebt, schwächt langfristig seinen Organismus und erhöht so eher das tatsächliche Risiko.

zungsprozess oder auch durch bestimmte äußere Faktoren kann es zu Änderungen in diesem Erbgefüge – so genannten Mutationen – kommen. Bestimmte Mutationen führen zur Bildung Krebs erzeugender Gene. Manche Menschen tragen solche Gene bereits in ihrem Erbgut oder haben eine erhöhte Empfindlichkeit gegenüber schädlichen Einflüssen durch Umweltgifte und Strahlung. Wird der genetische Bauplan einer Zelle zerstört, gerät sie außer Kontrolle und fängt an, über Organgrenzen hinaus zu wachsen. Ein solides körpereigenes Abwehrsystem kann solche Zellen unschädlich machen, bevor sie Schaden anrichten. Ist die Immunabwehr jedoch geschwächt, kann ein Tumor entstehen.

Gewebeveränderungen der Brüste

Bei Wassereinlagerungen und Schmerzen in der Brust bringen kühlende Umschläge mit verdünntem Alkohol (1:10) Linderung. Anschließend gut eincremen, denn der Alkohol entzieht der Haut Feuchtigkeit und Fett. Bei Spannungsgefühl die Brüste mit Nachtkerzenöl einreiben.

Das Drüsengewebe der Brüste reagiert besonders sensibel auf die Menge an weiblichen Hormonen im Blut. Dies erklärt, warum viele Frauen in Abhängigkeit von ihrem Zyklus immer wieder ein Spannungsgefühl in der Brust haben. Verschieben sich die Hormonwerte auf Dauer, wie dies in den Wechseljahren der Fall ist, kann es zu Gewebeveränderungen kommen. So werden in dieser hormonellen Umstellungsphase vermehrt gutartige Mastopathien festgestellt.

Auch die Neigung zur Bildung von Zysten – das sind harmlose, flüssigkeitsgefüllte Hohlräume im Gewebe – nimmt mit dem Älterwerden zu. Gleichzeitig bildet sich das Drüsengewebe mehr und mehr in Bindegewebe um, was in manchen Fällen zu schmerzhaften Verhärtungen führen kann.

Die Brust kann auch durch vermehrte Wassereinlagerungen anschwellen und dadurch sehr empfindlich reagieren. In diesem Fall empfiehlt es sich, kaliumreich und salzarm zu essen. Als Gegenspieler von Salz, das Flüssigkeiten im Körper bindet, sorgt Kalium für deren beschleunigte Ausscheidung. Damit wirkt es auf ganz natürliche Weise Wassereinlagerungen in den Brüsten entgegen. Besonders viel Kalium enthalten Hülsenfrüchte, Bananen und Spinat.

Lebensrettend – die Selbstuntersuchung

Bei über der Hälfte aller Frauen kommt es mit der Hormonumstellung der Wechseljahre zu Gewebeveränderungen der Brust mit entsprechenden Beschwerden, die sich nach der Menopause meist von allein bessern.

Wenn Sie einen Knoten oder eine Verhärtung tasten, empfiehlt sich der sofortige Gang zum Arzt. Zum einen, um Ihre Nerven zu beruhigen, und zum anderen natürlich, um sicherzustellen, dass nichts Ernsthaftes vorliegt. Denn nicht bei jedem Knoten muss es sich gleich um eine Krebserkrankung handeln. Harmlose Zysten beispielsweise können sich genauso anfühlen. Und selbst wenn sich bei der Untersuchung ein Verdacht auf einen bösartigen Tumor ergibt, hat sich das rasche Handeln gelohnt, denn die Chancen auf Heilung sind umso größer, je eher eine Krebserkrankung erkannt wird. Regelmäßige Selbstuntersuchungen können also tatsächlich lebensrettend sein.

Regelmäßig kontrollieren

Die optimale Zeit dafür ist unmittelbar nach der Periode, weil die Brüste dann besonders weich sind. Nach der Menopause setzen Sie am besten einen bestimmten Tag fest – beispielsweise jeden ersten des Monats. Wenn Sie sich zum ersten Mal selbst untersuchen, erschrecken Sie nicht. In jeder Brust gibt es Unregelmäßigkeiten, weil das Drüsengewebe von einzelnen Lappen gebildet wird. Wichtig ist, sich mit den Besonderheiten des eigenen Körpers vertraut zu machen, um Veränderungen und mögliche Warnzeichen so früh wie möglich zu erkennen.

Die meisten Knoten in der Brust werden übrigens nicht im Rahmen von Vorsorgeuntersuchungen beim Arzt erkannt. Die Betroffenen entdecken sie selbst – rein zufällig, z. B. beim Duschen oder Eincremen oder auch beim gezielten Abtasten.

Hinweise auf eine Brustkrebserkrankung können ein oder mehrere tastbare Knoten in der Brust sein, Schwellungen, Rötungen und Schmerzen, das Austreten von wässriger oder blutiger Flüssigkeit aus der Brustwarze, orangenhautähnliche Einbuchtungen über einem Knoten oder einer Gewebeverhärtung, Einbuchtung einer Brustwarze oder auch das Anschwellen der Lymphknoten in der Achselhöhle.

Risikofaktoren für eine Brustkrebserkrankung

▶ Das Auftreten einer Brustkrebserkrankung in der Familie (besonders mütterlicherseits): In manchen Familien besteht bereits eine entsprechende genetische Vorbelastung.

▶ Deutliches Übergewicht (das sind mehr als 20 Prozent über dem Normalgewicht): Mehr Fett produziert auch mehr Östrogen, das die Entstehung von hormonabhängigen Tumoren begünstigt.

▶ Rauchen: Durch den blauen Dunst geraten hochgradig toxische Substanzen direkt in das empfindliche Brustgewebe.

▶ Eine frühe Menarche, lange Perimenopause mit unregelmäßigen Blutungen oder eine späte Menopause: In allen drei Fällen ist der Körper etwas länger als normal dem Einfluss von Östrogen ausgesetzt. Die Folge hiervon ist die Begünstigung des Zellwachstums, ohne dass die Schutzwirkung von Progesteron greift.

▶ Eine relativ späte Schwangerschaft (»spät« bedeutet hier bereits ab dem 30. Lebensjahr!): Sie öffnet das »Östrogenfenster« noch einmal ganz weit und erhöht dadurch das Risiko.

▶ Langes Stillen (das sind mehr als sechs Monate) hingegen kann das Risiko deutlich reduzieren – vermutlich, weil in dieser Zeit weniger Östrogen produziert wird.

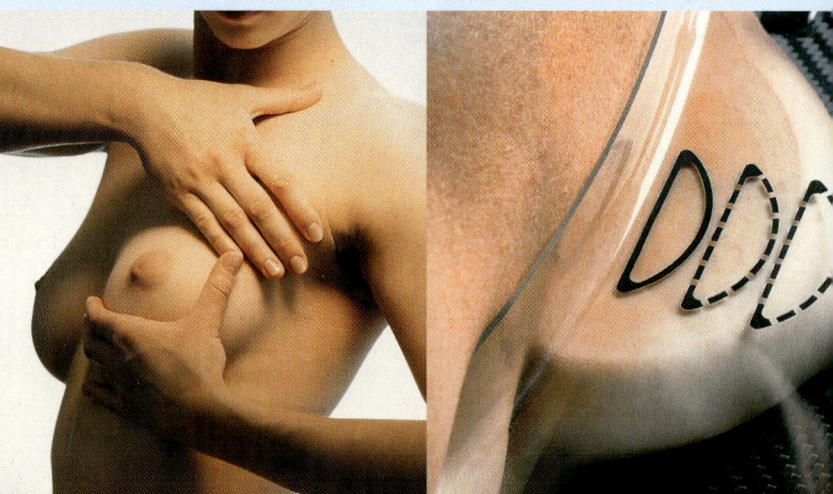

Gewebeveränderungen der Brüste lassen sich mittels einer Mammografie genau diagnostizieren (rechtes Bild).

Schritt für Schritt –Selbstuntersuchung

▶ Stellen Sie sich vor den Spiegel, und sehen Sie sich jede Brust ganz genau an. Sind irgendwelche Knoten, Vertiefungen, Unterschiede in der Hautbeschaffenheit oder andere Veränderungen zu sehen? Begutachten Sie vor allem auch die Brustwarzen.

▶ Heben Sie die Arme über den Kopf. Hat sich die Form der Brust verändert? Sind Wölbungen oder Einbuchtungen zu sehen? Achten Sie auch hier auf Veränderungen der Brustwarze.

▶ Teilen Sie Ihre Brüste in Gedanken jeweils in vier Segmente ein: oben links, oben rechts, unten links, unten rechts mit der Brustwarze in der Mitte. Halten Sie einen Arm über den Kopf, um die Achselhöhle zu dehnen. Tasten Sie mit der linken Hand die rechte Brust und mit der rechten Hand die linke Brust ab. Führen Sie die flach aufgelegten Fingerspitzen in kleinen kreisenden Bewegungen nacheinander über jedes der imaginären Segmente, und untersuchen Sie so systematisch die ganze Brust. Tasten Sie dann die gesamte Achselhöhle ab. Fühlen Sie irgendeinen Knoten oder eine druckempfindliche Stelle?

▶ Tasten Sie auch die Brustwarze ab. Sondert sie Flüssigkeit ab, wenn Sie sie zusammenpressen?

▶ Wiederholen Sie diese Untersuchung im Liegen. Der Arm auf der untersuchten Seite ruht dabei jeweils abgewinkelt hinter dem Kopf.

Eine Brustkrebserkrankung muss inzwischen nicht automatisch zu einer Amputation führen. Bei zwei von drei Frauen kann heute so operiert werden, dass die Brust erhalten bleibt.

Wann muss operiert werden?

Besteht der Verdacht, dass ein Knoten bösartig ist, wird meist operiert. Für die betroffenen Frauen ist die psychische Belastung während dieser Zeit bis zur endgültigen Diagnose enorm. Handelt es sich wirklich um eine Krebserkrankung, wird heute in vielen Fällen Brust erhaltend operiert, d. h., es wird nur der Tumor selbst sowie eine Sicherheitszone ringsum entfernt. Nur wenn mehrere Knoten festgestellt werden oder der Krebs in fortgeschrittenem Stadium ist, wird die gesamte Brust amputiert. Damit die Tumorzellen nicht in den übrigen Körper ausstreuen können, gehört die Entfernung der Lymphknoten in der Achselhöhle zu dieser Operation.

Eierstöcke und Gebärmutter

Auch an den Eierstöcken oder in der Gebärmutter kann es zu Gewe베veränderungen oder Wucherungen kommen. Um solche Veränderungen rechtzeitig festzustellen, sollten Sie auf jeden Fall einmal im Jahr (bei Einnahme von Hormonpräparaten alle sechs Monate) zur Vorsorgeuntersuchung gehen. Dabei wird u. a. auch ein Abstrich vom Muttermund gemacht, um etwaige Krebserkrankungen frühzeitig zu erkennen. Die Vorsorgeuntersuchung beim Frauenarzt ist deshalb so wichtig, weil sich Veränderungen – anders als bei den Brüsten – im Bereich von Gebärmutter und Eierstöcken wegen ihrer Lage tief im Bauchraum nicht selbst tasten lassen, und ein Tumor in der Regel erst im fortgeschrittenen Stadium Beschwerden bereitet. Es können verschiedene Krankheitsbilder auftreten, die nachfolgend näher erklärt werden.

Myome

Myome (gutartige Muskelknoten) können mit Ultraschall oder auch bei der Tastuntersuchung entdeckt werden. Sie entstehen an der Innen- oder Außenseite der Gebärmutter und wachsen hormonabhängig, so dass sie in den Wechseljahren meist kleiner werden. Stören sie nicht, genügt es, sie regelmäßig vom Arzt kontrollieren zu lassen. Eine Operation ist erst dann in Erwägung zu ziehen, wenn das Myom starke Schmerzen oder extreme Blutungen verursacht. In einem solchen Fall kann es operativ aus der Gebärmutter herausgeschält werden, ohne dass die Gebärmutter selbst entfernt werden muss.

Myome treten bei etwa 20 Prozent aller Frauen auf, die älter sind als 30 Jahre. Ihr Wachstum ist abhängig vom Östrogengehalt im Körper, und sie bilden sich während der Wechseljahre bei sinkendem Östrogenspiegel in der Regel automatisch zurück.

Durch ein Myom kann sich die Oberfläche der Gebärmutterschleimhaut vergrößern, und das kann zu Blutungen führen. In seltenen Fällen – vor allem nach Eintritt der Menopause – könnten Blutungen aber auch Hinweis auf Gebärmutterkrebs sein. Um ganz sicherzugehen, sollten Sie ein solches Warnsignal immer ernst nehmen und zum Arzt gehen.

Eierstockzysten

Auch Eierstockzysten (mit Blut oder Gewebeflüssigkeit gefüllte Hohlräume) sind in der Regel gutartig und enthalten nur in seltenen Fällen Krebszellen. Meist bilden sie sich aus nicht gesprungenen Follikeln (Eibläschen). Auch sie werden in der Regel im Rahmen der Vorsorgeuntersuchung entdeckt, da sie den Betroffenen selbst meist keine Probleme bereiten. Bei manchen Frauen aber werden sie so groß, dass sich der Bauch schmerzhaft nach vorne wölbt. Zysten sollten im Abstand von zwei bis drei Monaten mittels Ultraschall kontrolliert werden. Wird dabei eine zunehmende Größe registriert, wird der Arzt Ihnen in den meisten Fällen zu einer Bauchspiegelung raten. Dabei wird der Inhalt der Zyste abgesaugt und im Labor untersucht, um eine Krebserkrankung der Eierstöcke auszuschließen.

Neben der gynäkologischen Untersuchung zur Früherkennung von Krebserkrankungen empfiehlt sich ab einem Alter von 40 Jahren, auch den Dickdarm regelmäßig kontrollieren zu lassen. Krebserkrankungen in diesem Bereich liegen nämlich auf Platz zwei hinter den Brustkrebserkrankungen.

Auswirkungen auf die Psyche

Die US-amerikanische Psychologin Ellen McGrath legte eine Untersuchung vor, nach der sich die meisten Frauen unmittelbar nach einer Hysterektomie (Entfernung der Gebärmutter) befreit fühlten. Nach einer gewissen Zeit aber litten etwa doppelt so viele dieser Frauen an einer Depression wie die Teilnehmerinnen der Vergleichsgruppe, die keinen solchen Eingriff hatten vornehmen lassen. Eine mögliche Ursache dafür sehen die Forscher in der schwindenden sexuellen Lust der betroffenen Frauen.

Beschwerdeursachen abklären

Myome und Eierstockzysten können bei entsprechender Größe gegen Blase und Darm drücken und zu häufigem Harndrang oder auch Verstopfung führen. Ähnliche Symptome gehen aber auch mit einer Erschlaffung des Beckenbodens einher. Um den genauen Hintergrund solcher Beschwerden abzuklären, empfiehlt sich auch in diesem Fall der Gang zum Frauenarzt.

Ist die Entfernung der Gebärmutter sinnvoll?

Mit zunehmendem Alter nimmt die Häufigkeit der Bildung von gutartigen und auch bösartigen Geschwülsten zu. Regelmäßige Vorsorgeuntersuchungen und Aufmerksamkeit dem eigenen Körper gegenüber sind die besten Voraussetzungen, um einen Tumor frühzeitig zu erkennen und damit die Heilungschancen wesentlich zu verbessern.

Früher wurde Frauen oft schon wegen kleinerer Beschwerden zur Entfernung der Gebärmutter geraten. Sie habe ihre Aufgabe erfüllt, denn die Jahre der Fruchtbarkeit seien ja nun vorbei, so die weit verbreitete Meinung. Selbst kleinere Myome oder klimakterische Blutungsbeschwerden wurden als Anlass zur so genannten Hysterektomie genommen. Manchmal wurde die Gebärmutter sogar zur Verhütung entfernt. Die Zeiten haben sich geändert, und mittlerweile gelten sehr viel striktere Kriterien. Es hat sich nämlich gezeigt, dass die Gebärmutter auch nach der Menopause durchaus kein »überflüssiges« Organ ist. Heute wird eigentlich nur noch in fünf Fällen operiert:

▶ Bei Krebskrankheiten im Bereich von Scheide, Muttermund, Gebärmutterschleimhaut oder Eierstöcken

▶ Bei Endometriose, d. h. einer Ansiedlung von Gebärmutterschleimhaut außerhalb der Gebärmutter

▶ Bei vielen, schnell wachsenden, großen Myomen, die starke Beschwerden auslösen

▶ Bei Zysten, die sich im Lauf der Jahre bedenklich vergrößern, da diese altersbedingt ein erhöhtes Risiko der Zellentartung darstellen

▶ Bei unstillbaren oder extrem starken Blutungen in gesundheitsgefährdendem Ausmaß, die sich nicht anders stoppen lassen

*Bei einer Total-
operation leidet
neben dem
Körper auch die
Seele sehr
stark.*

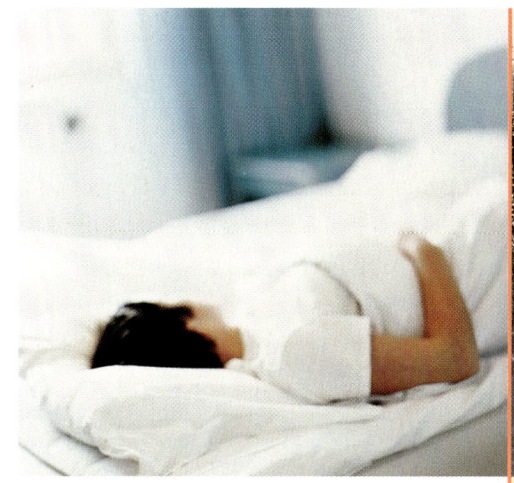
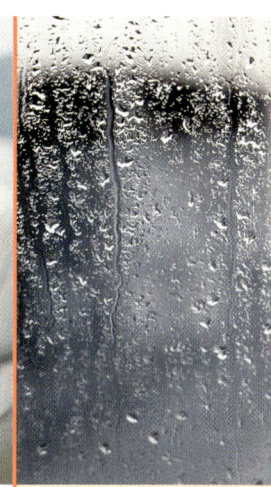

Eingriff in den Hormonhaushalt

Bleiben bei einer Entfernung der Gebärmutter die Eierstöcke erhalten, hat die Operation in der Regel keinen großen Einfluss auf die Hormonspiegel. Werden die Eierstöcke aber mit herausgenommen, wird dem Körper schlagartig die weibliche Hormonbasis entzogen, so als wäre es urplötzlich zur Menopause gekommen. Um die dadurch entstehenden Symptome abzufangen, empfehlen die meisten Mediziner in diesem Fall eine Hormonersatztherapie.

Neben solchen hormonellen Verschiebungen empfinden manche Frauen die Entfernung der Gebärmutter zudem als große psychische Belastung. Sie haben irgendwie das Gefühl, nur dann eine vollwertige Frau zu sein, wenn ihre weiblichen Organe intakt sind. Frauen, die ein aktives Liebesleben haben, müssen einen weiteren, ganz konkreten Nachteil in Kauf nehmen: Sie werden nach einer Hysterektomie beim Orgasmus die lustvollen Kontraktionen der Gebärmutter vermissen. Auch dies ein Grund, um eine solche Operation nur bei dringender Indikation vorzunehmen.

Eine Gebärmutterentfernung ist kein »kleiner Eingriff«. Ist sie aus gesundheitlichen Gründen unumgänglich, sollten Sie auf ausführliche Beratung und intensive Nachsorge bestehen.

Der Beckenboden

Neben den oben beschriebenen Veränderungen kann auch das allmähliche Erschlaffen des Gewebes größere Probleme mit sich bringen. Mit dem Einsetzen der Wechseljahre und dem allmählichen Abnehmen der weiblichen Geschlechtshormone büßt der Beckenbodenbereich immer mehr von seiner Stabilität ein und gibt langsam, aber stetig nach. Das aus mehreren Schichten von Muskelsträngen und Muskelplatten gebildete Tragegerüst für die inneren Organe, das sich

Neben den medizinischen Wirkungen steigert das regelmäßige Training der Beckenbodenmuskulatur zusätzlich auch die sexuelle Empfindsamkeit und Erlebnisfähigkeit.

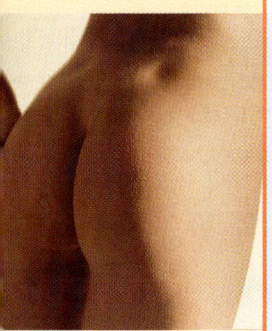

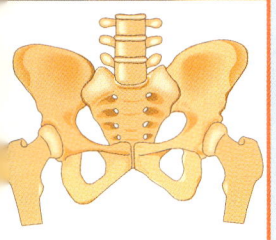

Die Beckenknochen bilden den Rahmen für das Muskelgerüst im Beckenboden.

So stärken Sie Ihre Beckenbodenmuskulatur

▶ Beim Wasserlassen den Harnstrom durch Anspannen der entsprechenden Muskeln bewusst unterbrechen. Auf diese Weise finden Sie heraus, um welche Muskelgruppe es hier geht. Dann können Sie diese Übung »trocken« ausführen, wo immer Sie gerade sind und was Sie gerade tun – am Schreibtisch, in der Straßenbahn oder auch vor dem Fernseher… Die Spannung zehn Sekunden halten, dann wieder lösen. Mehrmals täglich mindestens zehnmal wiederholen.

▶ Auf den Rücken legen, die Knie gebeugt aufstellen und einatmen. Erst die Beckenboden- und Bauchmuskeln bewusst anspannen und dann den Po anheben. Schultern und Kopf bleiben auf der Unterlage. Die Spannung halten, dann den Po wieder senken und die Muskeln entspannen. Fünfmal wiederholen.

▶ Auf den Rücken legen und die Knie gebeugt aufstellen. Einatmen, die Beckenbodenmuskeln anspannen und die Knie zur Seite sinken lassen. Ausatmen. Wieder einatmen und die Beckenbodenmuskeln anspannen. Knie zur anderen Seite sinken lassen. Ausatmen. Die Übung auf jeder Seite dreimal wiederholen.

wie ein Netz zwischen den Beckenknochen spannt, verliert an Elastizität. Die möglichen Folgen sind unwillkürlicher Harnabgang oder auch eine Gebärmutter-, Blasen- oder Darmsenkung.

Eine Schwachstelle im weiblichen Organismus

Anders als beim Mann, der im Dammbereich fest miteinander verwachsene Muskelstränge hat, verlaufen die Muskeln im Scheidenbereich parallel zueinander – eine ausgesprochen dehnbare Konstruktion, die zwar notwendig für den Entbindungsvorgang ist, die aber für die Stützkraft des Beckenbodens wenig Nützliches leistet. Besonders häufig betroffen sind Frauen in den Wechseljahren, die mehrfach Mutter geworden sind oder sehr spät ein Kind bekommen haben. Sie sollten also spätestens während der Wechseljahre Ihre Beckenbodenmuskulatur gezielt trainieren, um die Durchblutung zu verbessern und so etwaige Hämorrhoidalleiden zu verringern sowie einer Inkontinenz vorzubeugen.

Bei akuten Beschwerden können die überaus nützlichen Kegel auch vom Arzt verschrieben werden, so dass die Krankenkassen die Kosten von etwa 100 Euro übernehmen.

Die Muskulatur trainieren

Um gegen die Erschlaffung der Muskulatur im Beckenbodenbereich und den damit verbundenen unangenehmen Symptomen – nicht zuletzt dem unwillkürlichen Harnabgang – vorzubeugen, empfiehlt sich vor allem eins: Trainieren! Die nachstehenden Gymnastikübungen helfen auch, wenn bereits eine Senkung eingetreten ist.

Training mit Spezialtampons

Wer die Beckenbodenmuskulatur besonders intensiv trainieren will, kann im Sanitätshaus ein richtiges Übungsgerät kaufen: Es handelt sich dabei um einen Satz speziell geformter Kegel, die ähnlich wie Tampons aussehen, aber durch den Kunststoffmantel außen extrem glatt sind.

Im Inneren befinden sich unterschiedlich schwere Bleifüllungen. Beim Üben geht es darum, einen solchen Tampon (mit dem leichtesten beginnen und das Gewicht langsam steigern) mit der Scheidenmuskulatur festzuhalten. Bei regelmäßigem Training stellen sich meist schon nach relativ kurzer Zeit deutliche Erfolge ein. Durch die erhöhte Spannkraft des Beckenbodens kann frau übrigens nicht nur den Urin länger halten, sondern gewinnt auch an sexueller Empfindsamkeit. Gleichzeitig werden durch die verbesserte Durchblutung Hämorrhoidalleiden gelindert.

Operation als letzter Ausweg

In besonders schwer wiegenden Fällen, d. h., wenn es bereits zu einer Erschlaffung der Scheidenmuskulatur oder der Gebärmutter gekommen ist und sich weder mit regelmäßiger Gymnastik noch durch eine Unterstützung des Östrogenhaushalts eine Besserung erzielen lässt, bleibt als Alternative eine chirurgische Straffung des Beckenbodens. Bei diesem Eingriff wird je nach Beschwerdebild das Bindegewebe entweder zwischen Blase und Scheide (»vordere Plastik«) oder zwischen Scheide und Darm (»hintere Plastik«) durch mehrere Nähte zusammengezogen.

Durch den Eingriff wird die Scheide allerdings etwas enger, und bei der hinteren Plastik bleibt eine äußerlich sichtbare Narbe zwischen Scheide und Darmausgang (die so genannte Dammnaht) zurück. Zudem sind solche Eingriffe, wie grundsätzlich jede Operation, mit einem gewissen Maß an Risiko verbunden und sollten erst nach reiflicher Überlegung erfolgen. Auch eine chirurgische Straffung kann letzten Endes nicht verhindern, dass es in ein paar Jahren zu einer erneuten Senkung und dem Wiederauftreten der Symptome kommt. Zur Vorbeugung ist also auch nach einem solchen Eingriff Spezialgymnastik das A und O.

Womit Sie Ihren Beckenboden dauerhaft schädigen, ist Bewegungsmangel, Überlastung durch schweres Heben und eine falsche Körperhaltung.

Beugen Sie einer Beckenbodensenkung vor

▸ Passen Sie auf Ihre Figur auf, und sammeln Sie möglichst keine überflüssigen Pfunde an. Je mehr Gewicht die Beckenbodenmuskulatur zu tragen hat, desto eher wird sie erschlaffen.

▸ Essen Sie möglichst kaliumreich und salzarm, um Wassereinlagerungen im Gewebe vorzubeugen. Kalium ist der Gegenspieler von Kochsalz, das Flüssigkeit im Körper festhält. Vegetarisches Essen enthält in der Regel viel von dem Spurenelement, weswegen Sie sich ruhig öfter mal für die fleischlose Variante entscheiden sollten.

▸ Trinken Sie vor den Mahlzeiten ein Glas Wasser mit einem Teelöffel Apfelessig. Das hebt den Magensäurepegel an und verbessert die Eiweißverdauung. Auf diese Weise werden dem Körper die notwendigen Bausteine für den Muskelaufbau besonders reichlich zur Verfügung gestellt.

▸ Bringen Sie möglichst viel Bewegung in Ihren Alltag. Radfahren, Treppensteigen – es gibt viele Möglichkeiten, um aktiv zu sein, und jede Form der sportlichen Betätigung stärkt die Beckenbodenmuskulatur. So haben die meisten Bauchmuskelübungen indirekt auch eine straffende Wirkung auf diesen Bereich. Ungünstig wirkt sich hingegen schweres und vor allem falsches Heben aus. Die Beckenbodenmuskulatur will zwar gefordert, aber nicht überlastet werden. Wenn schon, dann schwerere Gegenstände unbedingt aus den Knien heraus und nicht mit gekrümmtem Rücken aufnehmen.

▸ Fangen Sie spätestens mit dem Einsetzen der Wechseljahre konsequent mit dem Spezialtraining an. Eine Krankengymnastin kann Ihnen helfen, ein gezieltes Übungsprogramm zusammenzustellen und Ihnen wichtige Anleitung geben zur Vermeidung von Haltungsfehlern. Auch die meisten Volkshochschulen bieten Kurse für Beckenbodengymnastik an. Ihre Krankenkasse kann Ihnen über eine mögliche Kostenübernahme Auskunft geben.

Besonders nach Schwangerschaften können Beckenbodenbeschwerden auftreten. Aber auch Haltungsfehler, Bewegungsmangel und länger andauernde seelische Belastung können die Ursache für eine Beckenbodenschwäche sein.

Stimmungsschwankungen
ausbalancieren und die
Gemütslage stabilisieren

Wechselbad der Gefühle

Himmelhoch jauchzend –
zu Tode betrübt

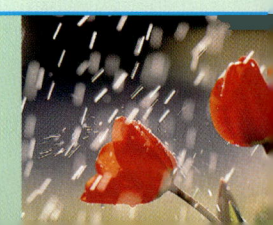

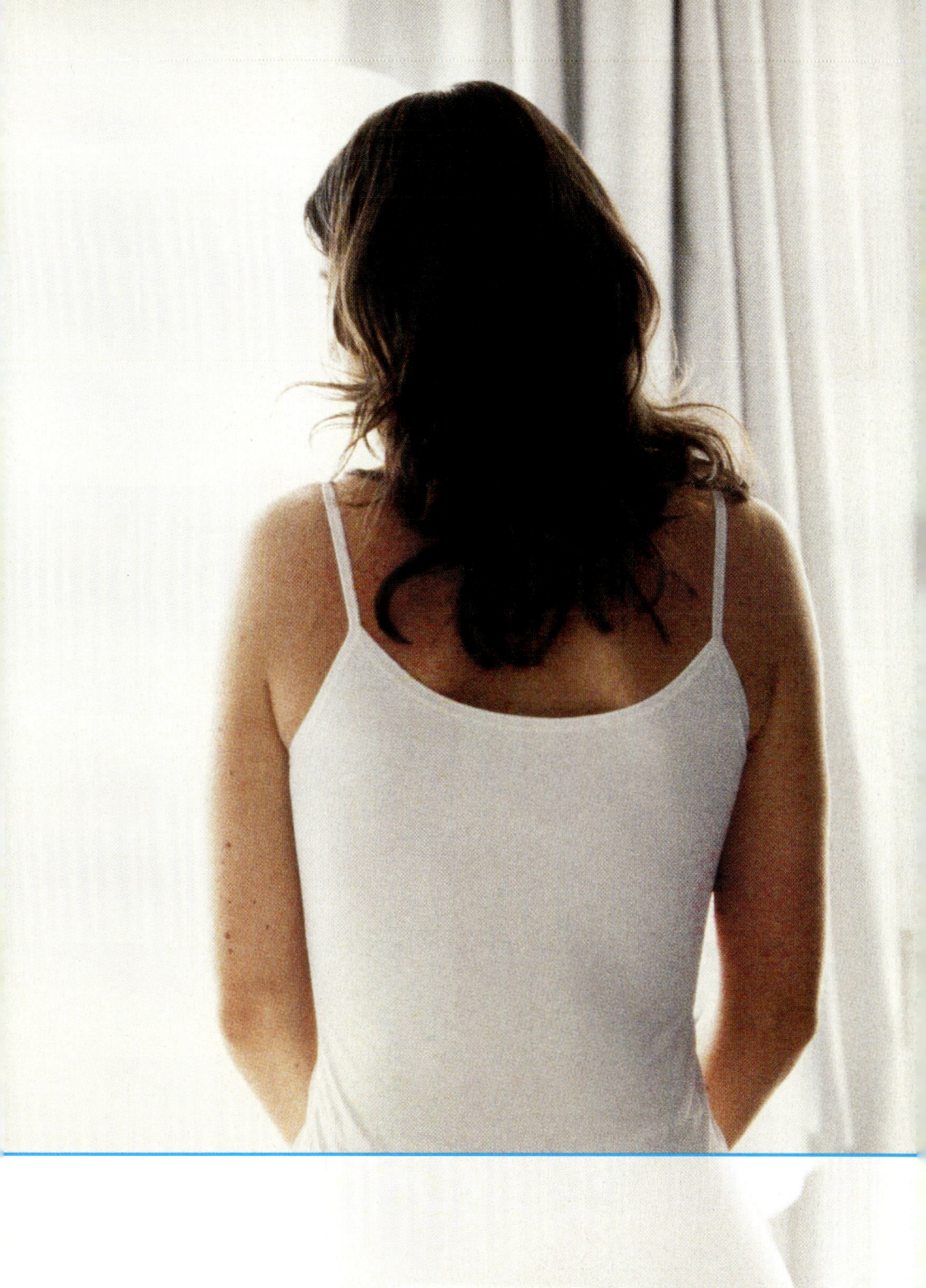

Zur Ausgeglichenheit finden

Schicken Sie Ihren inneren Kritiker ins Exil, denn er macht Ihnen das Leben unnötig schwer. Wir sind nun einmal keine Roboter, und keiner kann in jeder Situation gut gelaunt, besonnen und souverän sein – schon gar nicht eine Frau in den Wechseljahren. Versuchen Sie doch einmal, sich selbst nur halb so viel nachzusehen wie allen anderen Menschen in Ihrer Umgebung.

Der sich in den Wechseljahren vollziehende Wandlungsprozess bringt manche Frauen auch an ihre seelischen Grenzen, denn das hormonelle Auf und Ab drückt sich nicht zuletzt auch durch starke Stimmungsschwankungen aus.

Mal himmelhoch jauchzend, mal zu Tode betrübt, so beschreiben viele Frauen in dieser Zeit ihre emotionale Großwetterlage.

Üben Sie Nachsicht mit sich selbst!

In der klimakterischen Umstellungsphase kommt eines erschwerend hinzu: Wenn ein pubertierender Teenie gelegentlich extrem reagiert und die Nerven verliert, so ziehen die Menschen in seinem Umfeld vielleicht ein wenig die Augenbrauen hoch, zucken die Achseln und denken: »Keine Manieren mehr, die jungen Leute!«

Wenn aber eine Frau in den besten Jahren, die bislang als überaus vernünftig und besonnen galt, auf einmal unvermittelt losschreit oder in Tränen ausbricht, zieht sie vielleicht indignierte Blicke auf sich. Dabei sind die Reaktionen der anderen noch nicht einmal das Schlimmste. Wenn eine Wechseljährige die Fassung verliert, geht sie mit sich selbst oft härter ins Gericht als jeder Außenstehende.

Die hormonellen Ursachen

Dass Frauen gerade in den Wechseljahren über Stimmungsschwankungen, Weinerlichkeit, Reizbarkeit oder Depressionen klagen, kann verschiedene Ursachen haben. Einerseits stecken sicherlich handfeste Sorgen und Probleme dahinter, wie sie in dieser Altersphase gehäuft auftreten: der Abschied von persönlichen Träumen und Hoffnungen; die Kinder, die das Elternhaus verlassen; die Angst vor dem Verlust der Jugend; das herannahende Alter; der Tod nahe stehender Menschen (beispielsweise der eigenen Eltern) – Belastungsmomente wie diese können selbst robuste Gemüter aus der Bahn werfen.

Neben solchen emotionalen Ursachen spielen bei depressiven Verstimmungen in den Wechseljahren aber immer auch hormonelle Schwankungen eine Rolle. Änderungen im Hormonhaushalt wirken sich nämlich nicht nur auf Gebärmutter und Zyklusgeschehen, sondern auch auf das vegetative Nervensystem aus. Sinkt der Östrogenspiegel, steigt die Konzentration der so genannten Monoaminoxidase (MAO), eines Enzyms, das die für eine stabile Stimmungslage zuständigen Neurotransmitter (chemische Signalstoffe, die im Nervensystem Botschaften weiterleiten) abbaut.

Die sich ebenfalls verschiebenden Progesteron- und Testosteronspiegel haben ähnliche Wirkungen auf das Nervensystem. Auf diese Weise regulieren die Hormone den Appetit, die Stimmung, die Gedächtnisleistung und den Schlaf.

Hormondefizite natürlich ausgleichen

Gleichgültig, ob Sie sich zu nichts aufraffen können, dauernd müde sind oder sich selbst von Kleinigkeiten überfordert fühlen – die Pflanzenheilkunde und die Homöopathie kennen eine ganze Reihe von Mitteln, die hormonelle Schwankungen zumindest teilweise ausgleichen und Ihnen so über diese emotional aufreibende Zeit hinweghelfen können. Ab Seite 40 finden Sie eine Übersicht über die wirksamsten Pflanzen und Präparate zur Linderung und Bekämpfung der Wechseljahrebeschwerden.

Vergessen Sie aber nicht, dass solche natürlichen Mittel Zeit brauchen, um ihre heilende Wirkung voll zu entfalten. In manchen Fällen mögen sich erste Erfolge bereits nach Tagen einstellen, in anderen aber kann es einige Wochen dauern. Haben Sie also Geduld!

Jeder Mensch ist bisweilen verstimmt, traurig oder melancholisch. Nicht alle Missstimmungen müssen also zwangsläufig mit den Hormonverschiebungen der Wechseljahre zu tun haben. Manchmal sind sie auch auf ganz normalen Alltagsfrust zurückzuführen. In diesem Fall hilft es, Probleme gezielt anzugehen und sich den Rückhalt vertrauter Menschen zu sichern.

Wenn die Nacht zum Tag wird

Die hormonellen Schwankungen können auch auf andere Weise auf die Stimmung drücken. Wird eine Frau über längere Zeit mehrmals in der Nacht von klimakterisch bedingten Schweißausbrüchen aus dem Schlaf gerissen, ist sie einfach unausgeschlafen und müde. Antriebslosigkeit und Erschöpfung sind da nicht verwunderlich.

Veränderte Schlafgewohnheiten

Mit der körperlichen Erschöpfung ist es jedoch noch nicht genug. Wird man immer wieder aus der Tiefschlafphase herausgerissen, bremst das nicht nur die Freisetzung schlaffördernder Neurotransmitter, sondern beeinträchtigt auch das ohnehin anfällige Regulierungssystem für die Körpertemperatur. Hinzu kommt, dass sich mit den Wechseljahren der individuelle Schlafrhythmus verschieben kann. Manche Frauen brauchen länger, um einzuschlafen; andere schlafen insgesamt weniger tief und wachen öfter auf als früher. Auch dieses Phänomen hat hormonelle Ursachen. Diesmal aber sind die Wach- und Stresshormone Kortison und Adrenalin beteiligt. Beide sind während der nächtlichen Ruhephasen nur in kleinsten Mengen im Blut nachweisbar. Steigt ihr Spiegel an, wird man davon wach. Mit zuneh-

Wer sich tagsüber schlapp und antriebslos fühlt, kann mit pflanzlichen Präparaten wie Weißdorn und Rosmarin kleine Wunder bewirken. Weißdorn kräftigt das Herz, Rosmarin regt den Kreislauf an und stärkt den Blutdruck.

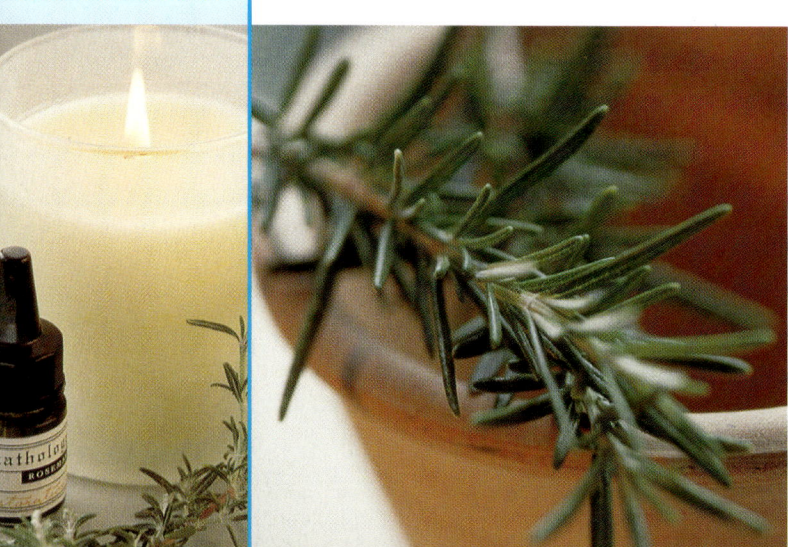

Rosmarin als Tee genossen, verschafft z. B. auch bei Magen- und Darmbeschwerden Linderung.

mendem Alter können solche Schwankungen häufiger vorkommen, vor allem in den frühen Morgenstunden. Dann ist die Nacht womöglich schon um fünf Uhr früh zu Ende …

Schlaftabletten sind keine Lösung

Schlaflose Nächte können regelrecht quälend sein, und so mag der Griff zur Schlaftablette auf den ersten Blick verlockend erscheinen. Allerdings bergen solche Medikamente erhebliche Gefahren und sollten daher nur unter strenger ärztlicher Kontrolle – und selbst dann nicht länger als vier Wochen – eingenommen werden. Viele Tranquilizer und Schlafmittel können süchtig machen, so dass mit der Zeit immer höhere Dosen benötigt werden, um schlafen zu können. Nach Absetzen der Medikamente können körperliche und seelische Entzugserscheinungen wie depressive Verstimmungen, Konzentrationsschwäche, Unruhe, Angst, Kopfschmerzen, Unwohlsein, Muskelverspannungen oder Zittern auftreten.

Zaubermittel Melatonin?

Seit Schlafforscher in den USA herausgefunden haben, dass das körpereigene Hormon Melatonin den Tag-Nacht-Rhythmus beeinflusst und die Schlafbereitschaft erhöht, hat der Handel mit der Substanz in den USA einen regelrechten Boom erlebt. Auch in Deutschland gilt Melatonin mittlerweile nicht nur als Schlafhilfe, sondern auch als Verjüngungsmittel, da es die gesamten Abläufe im Körper auf Sparflamme und damit auf Erholung und Regeneration programmiert. Ärzte warnen jedoch vor einer unkontrollierten Einnahme, da körpereigene Hormone schon in geringsten Mengen großen Einfluss auf zahlreiche Körperfunktionen nehmen und in vielfältiger Wechselwirkung miteinander stehen. Auch gibt es noch keine Langzeitstudien über mögliche Nebenwirkungen.

Johanniskraut gilt als Klassiker unter den pflanzlichen Mitteln gegen depressive Verstimmungen. Es hilft ebenso bei Unruhezuständen, Schlaflosigkeit und wirkt positiv auf die typischen klimakterischen Stimmungsschwankungen.
Das Kraut ist in Apotheken und Reformhäusern als Tee, als Tinktur oder auch in Kapselform erhältlich.

WECHSELBAD
DER GEFÜHLE

Nicht immer haben Schlafstörungen mit den Wechseljahren zu tun. Stört Sie das Schnarchen Ihres Partners, oder können Sie allein einfach besser durchschlafen? Dann ist es höchste Zeit, für getrennte Schlafzimmer zu sorgen.

Tipps für einen gesunden Schlaf

▶ Viel Bewegung

Treiben Sie regelmäßig Sport. Kaum etwas fördert die Schlafbereitschaft mehr als Bewegung. Besonders empfehlenswert ist auch ein Abendspaziergang an der frischen Luft.

▶ Wenig koffeinhaltige Getränke

Trinken Sie möglichst wenige aufputschende Getränke, besonders ab dem späten Nachmittag. Kaffee, Schwarztee und Colagetränke treiben den Blutdruck in die Höhe und können außerdem Hitzewallungen auslösen. Beides ist nicht unbedingt förderlich für den Schlaf.

▶ Alkohol in Maßen

Nichts gegen einen kleinen Schlummertrunk, aber größere Mengen Alkohol rauben dem Schlaf die erholsame Wirkung.

▶ Den Magen schonen

Essen Sie abends nichts Schwerverdauliches. Ein voller Magen macht zwar träge, behindert aber den Schlaf.

▶ Gewohnheiten kultivieren

Wenn Sie Probleme beim Einschlafen haben, können Sie sich mit einem allabendlichen Ritual auf das Zubettgehen einstimmen: Ein warmes Getränk (ohne Koffein!), eine leichte Lektüre, sanfte Musik oder eine Entspannungsübung bereiten den Körper auf die Nachtruhe vor. Auch mit Yoga lässt sich die Schlafbereitschaft fördern.

▶ Wie man sich bettet, so liegt man!

Ein gutes Bett ist so breit, dass man sich darin bequem umdrehen kann. Eine feste, aber elastische Matratze und ein flexibler Lattenrost, der sich nach Ihren individuellen Vorgaben einstellen lässt, tragen zur Verbesserung der Schlafqualität bei.

Tipps für einen gesunden Schlaf (Fortsetzung)

▸ Den persönlichen Rhythmus finden

Respektieren Sie nach Möglichkeit Ihren individuellen Schlafrhythmus. Überlegen Sie sich, ob Ihnen ein Mittagsschlaf wirklich gut tut – vielleicht sind Sie am Abend einfach nicht müde genug, um einschlafen zu können. Und versuchen Sie nicht, versäumten Schlaf tagsüber nachzuholen. Das bringt Ihren Tag-Nacht-Rhythmus vollends durcheinander.

▸ Ein gesundes Klima

Auch die Raumtemperatur hat Einfluss auf den Schlaf. 18 °C sind optimal. Bei mehr Wärme schwitzt man, bei weniger ist die Feuchtigkeitsverdunstung gebremst.

▸ Keine Zweckentfremdung

Ein Bett ist zum Schlafen da (und zum Sex). Nutzen Sie es nicht zum Arbeiten oder Fernsehen, zum Lesen oder Ruhen.

▸ Keinen Druck aufbauen

Wenn Sie nicht schlafen können, dann schauen Sie nicht ständig auf die Uhr, sonst programmieren Sie sich innerlich womöglich auf eine Aufwachzeit. Zählen Sie nicht die Stunden, die Ihnen noch zum Schlafen bleiben. Damit setzen Sie sich nur unter Druck. Eine halb wache, aber entspannte Zeit des Nachts muss keine Katastrophe sein. Vielleicht braucht Ihr Körper einfach nicht mehr Schlaf. Wenn Sie durch das Wachliegen richtig munter werden, stehen Sie lieber auf, und wandern Sie in der Wohnung umher, oder lesen Sie etwas. Das beruhigt am ehesten.

▸ Hilfe bei Hitzewallungen

Wenn Sie durch Schweißausbrüche geweckt werden: Stocken Sie Ihre Hormondepots mit Naturheilmitteln auf (siehe Seite 40ff.), und legen Sie sich ein Handtuch und ein Reservenachthemd bereit.

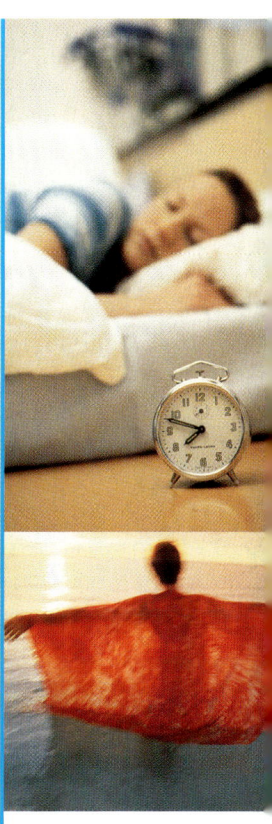

Wenn Ihr Körper genug geschlafen hat, entlässt er Sie automatisch aus dem Reich der Träume.

Plötzlich fehlt der Rhythmus

Bei psychischen Beschwerden wie depressiven Verstimmungen und Schlafstörungen spielen hormonelle Aspekte sicherlich eine Rolle. Aber auch andere Faktoren wie der Verlust des Monatsrhythmus können ein Gefühl der Orientierungslosigkeit hervorrufen und scheinbar unerklärliche Ängste auslösen.

Auch wenn wir über den Wegfall der Periodenblutung noch so froh sind, so werden wir doch eines vermissen: den Rhythmus, den sie uns auferlegt hat. Über all die Jahre der körperlichen Fruchtbarkeit hinweg hat der weibliche Zyklus unser Leben in mehr oder weniger präzise Zeitsegmente von etwa einem Monat eingeteilt.

Vielleicht nehmen wir das Wegfallen dieser Struktur auf der bewussten Ebene nicht sonderlich zur Kenntnis. Unbewusst aber fehlt uns womöglich etwas, und wir fühlen uns verunsichert. Es ist, als habe uns die Regelmäßigkeit des Zyklus ein Stück Orientierung und Halt gegeben. Fehlt dieser Rhythmus auf einmal, entsteht ein Vakuum, dem es eine neue Struktur zu geben gilt.

Die Mondphasen

Die Mondphasen folgen dem gleichen zeitlichen Rhythmus wie der weibliche Zyklus und bieten sich daher in besonderem Maß für unsere Zwecke an. Besorgen Sie sich einen Mondkalender, und sehen Sie, welche der darin angesprochenen Aspekte Sie in Ihr Leben integrieren möchten. Ob Sie künftig Ihr Haar zum optimalen Zeitpunkt schneiden lassen oder sich im Hinblick auf Ihre Ernährung am Stand des Erdtrabanten orientieren, ist letztendlich nicht das Entscheidende. Allein die Auseinandersetzung mit den wechselnden Phasen des Mondes wird Ihnen helfen, zu einem neuen Rhythmus zu finden.

Die Jahreszeiten

Eine gute Orientierungshilfe bietet auch die Wiederkehr der Jahreszeiten. Nehmen Sie die Sonnenwenden bzw. Tagundnachtgleichen (um jeweils den 20./21. Dezember, März, Juni und Oktober) zum Anlass für ein kleines Fest, und achten Sie ganz bewusst auf die völlig unterschiedliche Lebensqualität im Frühling, Sommer, Herbst und Winter. Dekorieren Sie Ihre Wohnung im Einklang mit Themen der Saison, oder überlegen Sie sich, welche Spazierwege Ihnen zu bestimmten Jahreszeiten besonders gefallen.

Familienfeste

Neben solchen übergeordneten Rhythmen kennt jede Familie ihre ganz speziellen Jahrestage. Geburtstage, Hochzeitstage, Jubiläen – sie alle sind Fixpunkte im Jahr, an denen Sie sich orientieren können. Wenn Sie nicht zum Feiern aufgelegt sind, dann können Sie solche Jahrestage auch auf andere Weise begehen, beispielsweise indem Sie still für sich eine Gedenkminute einlegen oder eine Kerze zu Ehren des Gefeierten anzünden. Das kleine Ritual sendet an Ihr Unterbewusstsein das Taktsignal, das es zur Aufrechterhaltung des inneren Rhythmus braucht.

Dem Tag Struktur geben

Gerade, wenn sich für Sie in den Wechseljahren neue Freiräume auftun und Sie mehr Zeit haben als früher, lohnt es sich, in dieser Richtung noch einen Schritt weiter zu gehen.

Geben Sie nicht nur dem Jahr, sondern auch Ihrem Tag, Ihrer Woche und Ihrem Monat eine Struktur, sonst könnte es gut sein, dass Ihnen die Zeit zwischen den Händen zerrinnt. Aktivitäten, die Sie immer zu einer bestimmten Stunde an einem bestimmten Tag des Monats fest einplanen, sind nicht nur wertvolle Orientierungshilfen in Bezug auf den inneren Rhythmus, sondern helfen zudem auch, die eigene Trägheit zu überwinden.

Wenn wir beispielsweise einen Yogakurs fest für einen bestimmten Tag in der Woche buchen, dann gehen wir sicher auch hin. Nehmen wir uns dagegen vor, ohne festen Zeitplan ein entsprechendes Bewe-

Schon vor etwa 50 Jahren hat der Schweizer Arzt Bircher-Benner (der Erfinder des Bircher-Müslis!) die Ordnungstherapie entwickelt. Sie soll helfen, auf die innere Uhr zu hören und Phasen von Arbeit und Freizeit, Schlafen und Wachen, Anstrengung und Ruhe in einem naturgemäßen Rhythmus zu halten. Die Ordnungstherapie gehört heute zu den Grundlagen der psychosomatischen Medizin.

gungsprogramm zu Hause zu absolvieren, sind Notwendigkeit, Motivation und Disziplin deutlich geringer, und die Woche vergeht, ohne dass die guten Vorsätze in die Tat umgesetzt werden.

Unnötigen Ballast abwerfen

Ballast abzuwerfen ist gar nicht so schwer, denn unser Leben wird bei genauem Hinsehen von einer Vielzahl immer wiederkehrender Ereignisse und regelmäßiger Abläufe bestimmt.

Es kostet eine Menge Kraft, die Hürden zu überwinden, die sich uns mit der Hormonumstellung und dem sich verändernden weiblichen Zyklus in den Weg stellen. Da ist es nicht erstaunlich, wenn wir so manches als anstrengend oder belastend empfinden und das Gefühl haben, vom Alltag regelrecht überrollt zu werden. Jedes einzelne Problem mag für sich genommen eine Kleinigkeit sein, in der Summe aber könnten uns solche Schwierigkeiten leicht über den Kopf wachsen. Fühlen Sie sich von Ihren Pflichten und Aufgaben in die Enge gedrängt, ist es an der Zeit, neue Prioritäten zu setzen. Machen Sie sich auf die Suche nach denEnergieräubern in Ihrem Leben. Wenn Sie sie erkennen und meiden lernen, werden Sie das Gefühl der Überforderung und Erschöpfung los, das Sie in manchen Situationen vielleicht gereizt reagieren lässt.

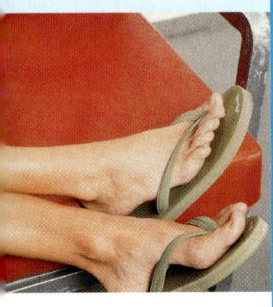

Die Energiebilanz ins Lot bringen

Einfach mal eine halbe Stunde die Füße hochlegen. Das entspannt und füllt die Energiedepots auf.

Natürlich lässt sich nicht alles, was anstrengend oder mühevoll ist, aus dem Alltag verbannen, und nicht alles kann immer nur Spaß machen. Aber gerade in einer ohnehin schon belastenden Zeit wie den Wechseljahren können Sie es sich nicht leisten, Ihre Energiedepots dauernd auszulaugen. Oft ist es unser eigener Perfektionismus, der uns bestimmte Arbeiten oder Pflichten diktiert und uns dazu bringt, Raubbau an unseren Kräften zu betreiben. So sollten sich Superhausfrauen einmal fragen, ob die Edelstahlspüle wirklich fünfmal täglich poliert werden muss oder die Staubschicht, nicht doch noch ein wenig liegen bleiben darf. Und die unermüdlichen Familienmenschen mögen überlegen, ob sie den einen oder anderen kräftezehrenden Verwandtschaftsbesuch nicht doch nur aus reinem Pflichtgefühl heraus absolvieren. Die Welt wird kaum untergehen, nur weil Sie einmal nicht kommen.

Wo stecken Sie am meisten Energie hinein?

▶ Notieren Sie über eine bestimmte Zeit hinweg, womit Sie so Ihre Tage verbringen. Überlegen Sie sich jeden Abend, was von all den Aktivitäten Sie wirklich weiter gebracht hat und was Sie sich auch hätten sparen können. Mit »Aktivitäten« sind hier durchaus auch Dinge wie Relaxen, Lesen oder Meditieren gemeint.

▶ Schreiben Sie auf, welches Gefühl Sie bei den einzelnen Aktivitäten hatten. Was war besonders anstrengend? Worüber haben Sie sich geärgert? Fühlten Sie sich womöglich ausgenutzt oder im Stich gelassen? Was hat Ihnen gut getan oder Spaß gemacht?

▶ Nehmen Sie einmal Ihre Kontakte zu anderen Menschen kritisch unter die Lupe. Fühlen Sie sich nach manchen Besuchen todmüde, während Sie von anderen beschwingt und gut gelaunt nach Hause kommen? Auch Feste und Veranstaltungen, die eigentlich Spaß machen sollten, können manchmal anstrengend sein. Besonders dann, wenn uns nicht nach Feiern oder Ausgehen zumute ist.

▶ Fertigen Sie anhand Ihrer Aufzeichnungen eine übersichtliche Energiebilanz an, in welcher alle Aktivitäten, die Ihnen Kraft geben auf der rechten Seite und alle Aktivitäten, die Ihnen Kraft entziehen auf der linken Seite stehen.

▶ Streichen Sie möglichst viele der in der rechten Spalte stehenden Aktivitäten aus Ihrem Alltag. Wenn Ihnen das nicht gleich auf Anhieb gelingt, haben Sie Geduld, und ärgern Sie sich nicht, denn auch das kostet Energie. Versuchen Sie lieber, nach einer Negativaktivität zum Ausgleich eine Positivaktivität einzuplanen.

Überlegen Sie sich gut, wo sich der Einsatz Ihrer psychischen und physischen Kräfte wirklich lohnt. Sie zu verschwenden können Sie sich weniger leisten den je.

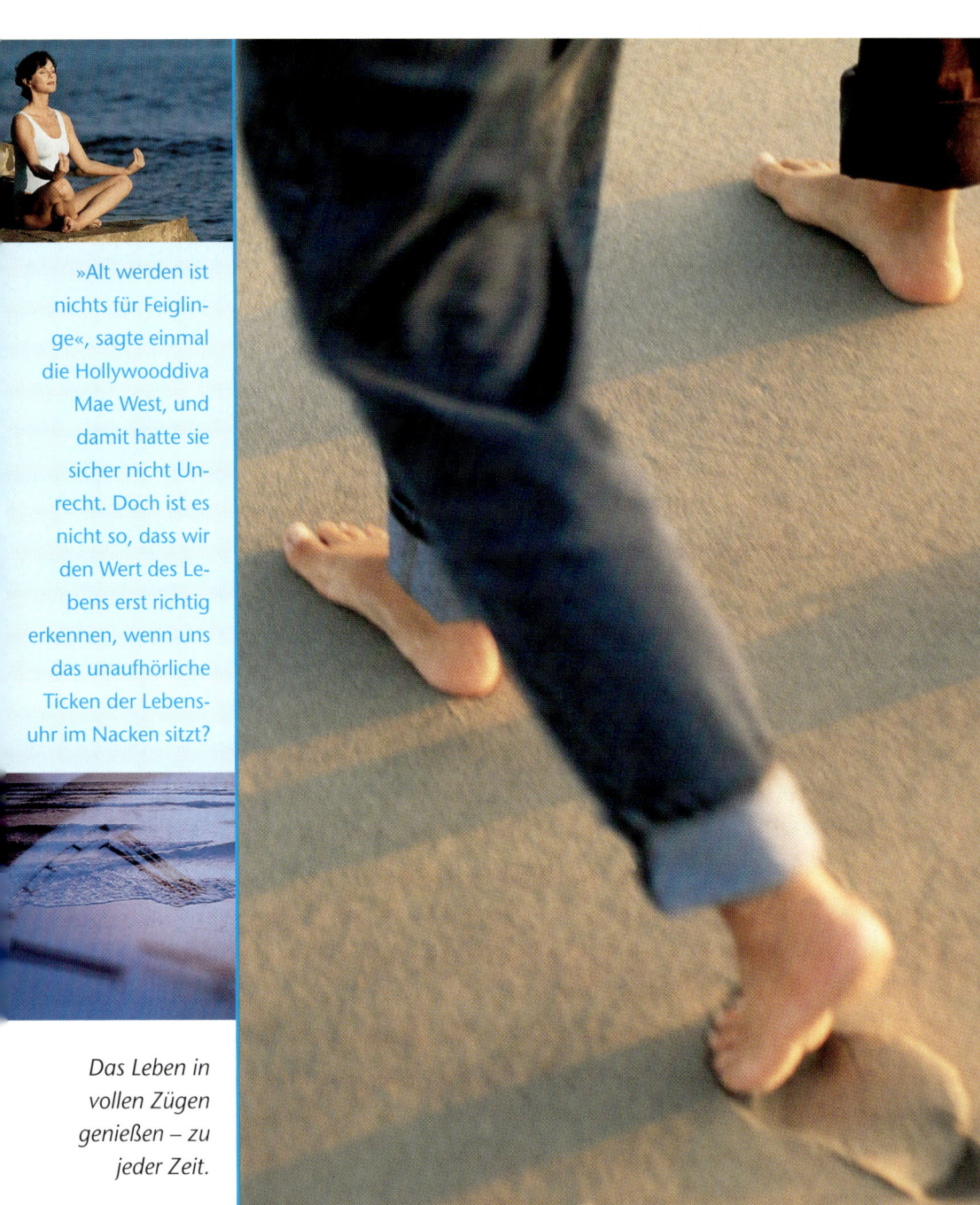

»Alt werden ist nichts für Feiglinge«, sagte einmal die Hollywooddiva Mae West, und damit hatte sie sicher nicht Unrecht. Doch ist es nicht so, dass wir den Wert des Lebens erst richtig erkennen, wenn uns das unaufhörliche Ticken der Lebensuhr im Nacken sitzt?

Das Leben in vollen Zügen genießen – zu jeder Zeit.

Aus dem Gedankenkarussell aussteigen

In emotionalen Belastungsphasen wie den Wechseljahren fällt es nicht immer leicht, die innere Gelassenheit zu bewahren. Wir zermartern uns tage-, wenn nicht gar wochenlang den Kopf über all unsere Probleme und Schwierigkeiten und grübeln, wie alles gekommen wäre, wenn wir an einem bestimmten Punkt unseres Lebens nicht so, sondern anders gehandelt hätten. Oder wir ärgern uns endlos über Dinge, die wir ohnehin nicht ändern können (oder meinen, nicht ändern zu können).

Bei manchen Frauen nimmt dieses Gedankenkarussell solche Dimensionen an, dass sie kaum noch zur Ruhe kommen. Entspannungsübungen und Meditation können helfen, die ewig kreisenden Gedanken abzuschalten und Stille einkehren zu lassen.

Abschied nehmen tut weh

Während der Wechseljahre werden viele Frauen mit einem Thema konfrontiert, dass nichts mit der Hormonumstellung, sondern vielmehr mit der Lebensphase zu tun hat. Oft vollzieht sich nämlich in dieser Zeit auch in unserem sozialen Umfeld ein Wandel. Haben Sie Kinder, sind diese jetzt bestimmt erwachsen. Wenn sie sich jetzt von der Familie abnabeln und womöglich in eine eigene Wohnung ziehen, dann nehmen Sie das sicher mit einem lachenden und einem weinenden Auge zur Kenntnis.

Einerseits gewinnen Sie mehr Zeit und Unabhängigkeit, andererseits aber kommt sicher ein Stück Wehmut auf bei dem Gedanken, dass der kleine Mensch, den Sie über all die Jahre hinweg begleitet haben, nun groß geworden ist und ohne Sie zurechtkommt. Ein solcher Abschied tut weh, trotz so mancher schwierigen Phase und harter Auseinandersetzung. Er birgt aber gleichzeitig die Chance, unsere

Unsere persönlichen Wertevorstellungen werden von unserem sozialen Umfeld und in erster Linie von der Familie geprägt. Ob dieses Wertegefüge tatsächlich auch den eigenen Vorstellungen entspricht oder ob man lieber seine eigenen Werte definieren und danach leben will, muss jeder für sich selbst entscheiden.

Beziehung auf eine neue, erwachsene Basis zu stellen und künftige Besuche ganz anders zu genießen als bisher den gemeinsamen Alltag. Um einander trotz der räumlichen Trennung nahe zu bleiben, kommt es weniger auf die Menge an Zeit an, die wir miteinander verbringen, als vielmehr auf die Intensität und das ehrliche Interesse, das man einander entgegenbringt.

Wenn es in der Partnerschaft kriselt

Eine Beziehung langfristig lebendig zu halten, ist eine schwierige Aufgabe. Wer in einer langjährigen Partnerschaft lebt, hat in der Regel die Phase der rosa Wölkchen hinter sich gelassen und ist – mal mehr, mal weniger sanft – auf dem Boden der Tatsachen gelandet.

Im Idealfall ist der beste Ehemann von allen auch in der kritischen Zeit der Wechseljahre eine echte Stütze für seine Frau. Wann immer sie einen ihrer Tiefpunkte hat, bietet er ihr Trost und eine Schulter zum Anlehnen.

Die Chance nutzen

Doch dieser Idealfall ist leider nicht die Regel, denn auch Männer sind nur Menschen. Eine Frau, die die Wechseljahre als Schritt hin zur geistigen und körperlichen Reife begreift und als Chance zur persönlichen Entwicklung nutzt, verändert sich. Genau das aber macht vielen Männern Angst. »Du bist überhaupt nicht mehr so wie früher«, so lautet einer ihrer Lieblingsslogans.

Hinzu kommt, dass sich viele Männer in dieser Zeit selbst überfordert fühlen. Auch sie spüren, dass die Jahre nicht spurlos an ihnen vorübergehen und ihre Kraftreserven nicht unerschöpflich sind. Manch ein Mann hadert auch mit dem, was er in seinem bisherigen Leben erreicht hat, oder muss frustriert mit ansehen, wie ihn jüngere Kollegen im Beruf überflügeln.

Sie sollten keine Scheu vor Paartherapeuten oder Eheberatern haben. Auch eine Selbsthilfegruppe kann Ihnen bei einer Ehekrise Rückhalt bieten. Informationen hierzu erhalten Sie beispielsweise bei den Familienberatungsstellen der Wohlfahrtsverbände oder der Kirchen oder auch über die nationale Kontakt- und Informationsstelle für Selbsthilfegruppen in Berlin.

Keine vorschnellen Entscheidungen treffen

Bevor Sie an Trennung denken, weil Sie nichts Gutes mehr an Ihrer Beziehung finden können, sollten Sie bedenken: Vielleicht ist es nicht gegenseitige Unverträglichkeit, sondern eine Wechseljahredepression, die alles in grauem Licht erscheinen lässt.

Wenn Ihre Nerven nicht nur im Hinblick auf Ihre Beziehung blank liegen, sondern Sie sich in vielerlei Hinsicht überfordert fühlen, sollten Sie wirklich einmal darüber nachdenken, die Hilfe eines Therapeuten in Anspruch zu nehmen.

Stellen wir uns die Wechseljahre als Berg vor, den wir zu erklimmen haben, so wiegt jeder kleinste Ballast, den wir uns dabei zusätzlich auf die Schultern laden, umso mehr.

Beide Partner befinden sich also in einer kritischen Lebensphase, und das kann ganz schön anstrengend sein. Gehen jetzt auch noch die Kinder aus dem Haus, stehen die Partner zusätzlich vor einer völlig ungewohnten Situation: Sie sind wieder allein zu zweit. Vielleicht haben sie sich in der Hektik des Familienalltags aus den Augen verloren und müssen sich jetzt erst wieder neu kennen lernen. Dies kann die Chance zu einer spannenden Neubegegnung sein, aber auch einiges an Schwierigkeiten mit sich bringen, besonders wenn beide feststellen, dass sie ihre Partnerschaft oder Ehe womöglich nur wegen der Kinder aufrechterhalten haben. Es gilt also, die Partnerschaft auf eine andere, neue und tragfähige Basis zu stellen.

Mehr Verständnis füreinander aufbringen

Auseinandersetzungen lassen sich oft vermeiden, wenn es beiden Partnern gelingt, nicht nur ihre Seite, sondern auch die Probleme des anderen zu sehen. Sich gegenseitig Vorwürfe zu machen, führt zu nichts. Ein wirklich offenes, klärendes Gespräch hingegen kann helfen, so manche Krise erfolgreich zu meistern.

Viele Frauen überstehen die Wechseljahre in relativer Gelassenheit und bleiben emotional stabil. Bei manchen aber kann diese Phase lebenslang unterdrückte seelische Beschwerden an die Oberfläche bringen und eine tiefe psychische Krise auslösen. In diesem Fall ist professionelle Hilfe gefragt.

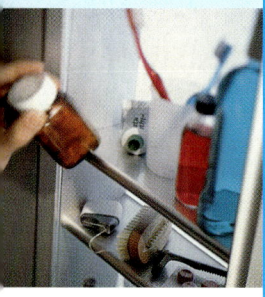

Der schnelle Griff in den Arzneischrank ist keine Lösung.

Wenn die Kluft zwischen beiden Partnern so groß geworden ist, dass keine Aussprache möglich erscheint, kann unter Umständen ein Außenstehender vermitteln. Sie müssen mit Ihren Problemen nicht allein fertig werden!

Die Wehmut des Alterns

Mit dem Einsetzen der Wechseljahre wird auf einmal ein Thema aktuell, das man früher weit von sich gewiesen hat: das Alter. Ob wir auf einmal Oma werden oder plötzlich nur noch von jüngeren Kollegen umgeben sind – die Zeichen der Zeit sind unverkennbar.
Viele von uns werden in dieser Lebensphase außerdem auf eine andere Art mit dem Alter und auch dem Tod konfrontiert: Wenn die eigenen Eltern krank und pflegebedürftig sind oder sterben, führt uns das auch unsere eigene Vergänglichkeit vor Augen. Ja, wir werden älter. Aber mit den Jahren werden wir auch reifer, erfahrener und unabhängiger. Frauen in den Wechseljahren haben alle Möglichkeiten in der Hand. Sie müssen sie nur nutzen!

Wann brauchen Sie professionelle Hilfe?

Die Grenze zwischen vorübergehenden Verstimmungen und behandlungsbedürftigen Depressionen ist nicht ganz einfach zu ziehen, doch wenn Sie einen oder mehrere der nachfolgenden Fragenkreise mit Ja beantworten, ist es ratsam, therapeutische Hilfe zu suchen. Ihre Probleme kann ein Therapeut zwar nicht für Sie lösen, doch er kann Ihnen Wege aufzeigen, wie Sie sich selbst aus Ihrem seelischen Tief befreien können. Wie sieht es mit Ihrem seelischen Befinden aus?

▶ Sind Sie andauernd lustlos und niedergeschlagen? Können Sie sich zu nichts aufraffen, und würden Sie den ganzen Tag am liebsten im Bett bleiben?

▸ Erscheint Ihnen die Zukunft aussichtslos, und sehen Sie keine Möglichkeit, wie sich Ihre Lage bessern könnte?

▸ Quälen Sie sich tage- oder gar wochenlang mit Selbstzweifeln und -vorwürfen? Kommen Sie sich insgesamt wertlos vor, und sehen Sie keinen Sinn in Ihrem Leben?

▸ Sehen Sie auf einmal alles negativer als sonst? Türmen sich die Probleme wie eine Wand vor Ihnen auf, und erscheint Ihnen Ihr Alltag nur noch schwierig? Können Sie keine Entscheidungen mehr fällen?

▸ Pendeln Sie zwischen extremen Stimmungen hin und her? Lösen sich Phasen von hektischem Aktionismus und ständiger Unruhe mit Zeiten der völligen Lethargie ab?

▸ Neigen Sie auf einmal zu ganz extremem Essverhalten? Heißhungerattacken können ebenso ein Hilferuf Ihrer Seele sein wie dauerndes Hungern.

Psychopharmaka – Ausweg oder Falle?

Leider werden von manchen Ärzten auch heute noch allzu schnell Psychopharmaka verschrieben. Das hat sicherlich nicht zuletzt damit zu tun, dass sowohl die behandelnden Ärzte als auch die Patienten in unserer schnelllebigen Zeit nach möglichst raschen Lösungen für alle auftretenden Beschwerden, Probleme und Schwierigkeiten suchen. Die Bewältigung eines seelischen Tiefs, in das manche Frauen während der Wechseljahre geraten, braucht aber Zeit. Mit Beruhigungsmitteln oder Antidepressiva lassen sich zwar die auftretenden Symptome einigermaßen in den Griff bekommen, an den eigentlichen Ursachen aber können sie nichts ändern. Im Gegenteil! Mother's little helpers, wie die Amerikaner die Psychopillen gern nennen, setzen die Empfindungsschwelle der Frau so weit herab, dass sie selbst offensichtliche Schritte hin zu einer positiven Veränderung ihres Lebens nicht mehr wahrnimmt und folglich auch nicht ergreifen kann.

In schweren Krisen können Psychopharmaka vorübergehend zur Stabilisierung eingesetzt werden. Ihr Einsatz sollte jedoch auf absolute Ausnahmefälle begrenzt bleiben und unbedingt mit einer Psychotherapie kombiniert werden, um die anstehenden Probleme aufzuarbeiten.

Das Rundumprogramm zum
Verwöhnen, Entspannen und
Energietanken

Streicheleinheiten
für die Seele

Sich öfter mal
was Gutes tun

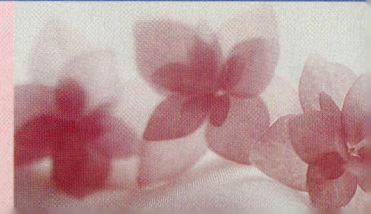

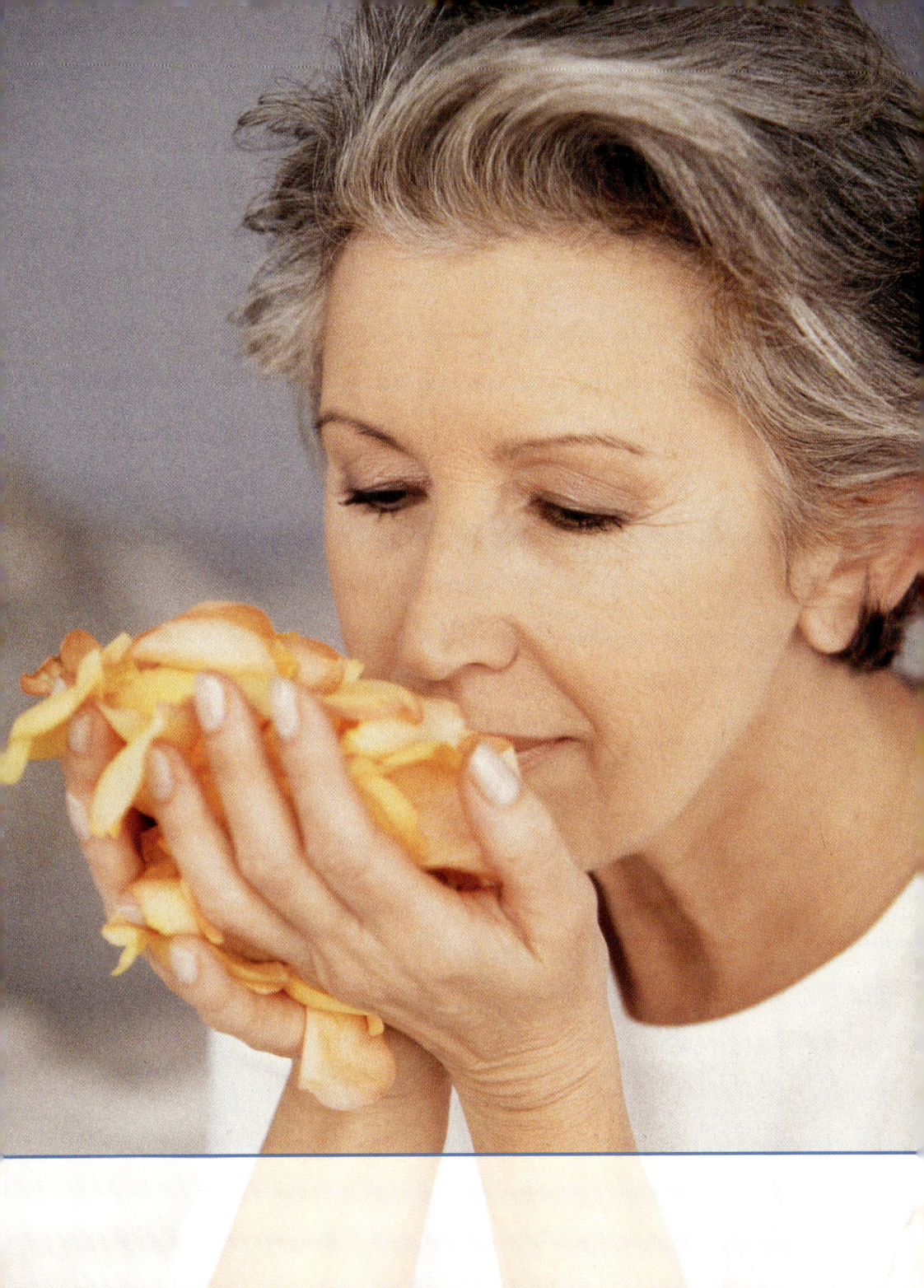

Endlich Zeit für mich!

In schwierigen Zeiten fällt es manchmal schwer, sich aufzuraffen – selbst zu den Dingen, die uns zu mehr Wohlbefinden verhelfen. Geben Sie sich einen Ruck, und überwinden Sie Ihre innere Trägheit! Oft kommt die Freude erst mit dem Machen. Schließen Sie sich mit anderen Menschen zusammen, denn gemeinsam fällt der erste Schritt meist leichter.

Auch wenn man es manchmal nicht so recht wahrhaben möchte, so verfügt man doch in der Regel nur über begrenzte Energiereserven. Will man sein Kräftepotenzial voll ausschöpfen, so muss man dafür sorgen, dass die »Batterien« immer wieder aufgeladen werden. Gerade in Zeiten wie den Wechseljahren, die einem in physischer wie psychischer Hinsicht einiges abverlangen, ist dies wichtiger denn je. Nicht zu Unrecht heißt es, Veränderungen müssen »verkraftet« werden. Greifen Sie auf bislang ungenutzte Energiedepots zurück, und erschließen Sie sich neue Kraftquellen. Für sich selbst gut zu sorgen, ist eine der besten Voraussetzungen, um psychisch und physisch gesund durch die Wechseljahre zu kommen.

Die Ruhe genießen

Wenn Sie auf die vergangenen Jahre zurückblicken, dann fragen Sie sich vielleicht auch manchmal verwundert, wie Sie das eigentlich alles geschafft haben. Immer noch sind es überwiegend die Frauen, die die Balance zwischen Kindern, Haushalt und Beruf finden müssen. Sie sorgen dafür, dass in der hektischen Betriebsamkeit des Alltags niemand zu kurz kommt – niemand außer ihnen selbst. Wenn Sie Kinder haben, wie oft haben Sie sich dann gewünscht, einmal nur eine halbe Stunde für sich zu haben?

Sobald die geliebten Quälgeister erwachsen und aus dem Haus gegangen sind, ist es so weit. Zeit steht Ihnen jetzt in Hülle und Fülle zur Verfügung. Verabschieden Sie sich von der alten Gewohnheit, die Wohnung auf der Suche nach Hausarbeit zu durchstreifen! Es ist niemand mehr da, hinter dem Sie aufräumen müssen. Sie brauchen nicht mehr fünfmal in der Woche die Wäsche zu machen, und auch das Bad bleibt erstaunlich sauber. Sie dürfen sich also mit gutem Gewissen auf das Sofa setzen (oder legen) und nach Herzenslust faulenzen. Kosten Sie es aus! Hören Sie auf, dauernd nach der Uhr zu schielen. Auch wenn es Ihnen noch so schwer fällt, lernen Sie, die Ruhe zu genießen, nach der Sie sich früher so sehr gesehnt haben.

Eigene Interessen entdecken

Standen auch in Ihrem Leben immer die Belange der anderen im Vordergrund? Dann ist es höchste Zeit, sich selbst wieder mehr in den Mittelpunkt zu rücken. Was sind Ihre persönlichen Interessen? Was macht Ihnen Freude? Welche Hobbys haben Sie in der Vergangenheit immer wieder zurückgestellt? Und welche Fähigkeiten gibt es neu zu entdecken?

Die eine Frau findet jetzt endlich Zeit, einen Sprachkurs zu absolvieren, um im Urlaub besser zurechtzukommen. Eine andere entdeckt ihre Vorliebe für die Fünf-Sterne-Küche und belegt ein Profikochseminar. Wieder eine andere verbringt die neu gewonnene Freizeit am liebsten im Kreis guter Freunde …

Möglichkeiten gibt es viele, und was für andere Frauen richtig ist, muss für Sie noch lange nicht gut sein. Horchen Sie in sich hinein, und werden Sie dann aktiv: Probieren Sie das eine oder andere aus, bis Sie entdecken, woraus Sie persönlich Kraft schöpfen.

Alles, was gut tut

Neben solchen Freizeitaktivitäten gibt es eine ganze Palette von Möglichkeiten, um sich selbst zu verwöhnen: Ob Aromatherapie mit Massagen und duftenden Bädern, ayurvedische Anwendungen, Saunabesuche oder ausgedehnte Spaziergänge – gönnen Sie sich regelmäßig solche Streicheleinheiten für Leib und Seele. Sie helfen schon im Vorfeld, Nervosität, Stimmungsschwankungen und Erschöpfungszu-

Langsam wird spürbar, dass man nicht mehr die Kraft einer 20-Jährigen hat. Manche Aktivitäten kommen einem schlichtweg anstrengender vor als in früheren Jahren, und wer Raubbau mit seinen Energien treibt, gerät schnell an den Rand seiner Kräfte. Es wird also immer wichtiger, regelmäßig die eigenen Kraftreserven wieder aufzuladen und die Dinge zu tun, die Erholung bringen und Freude machen. Nehmen Sie sich die Zeit dazu, es lohnt sich!

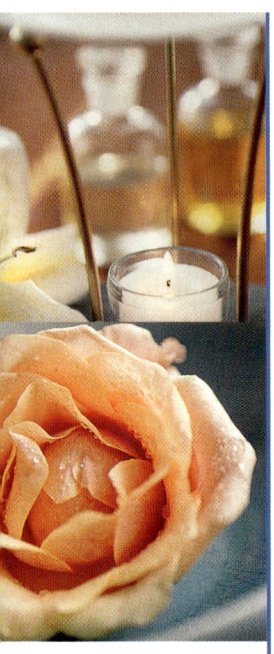

stände auszugleichen. Gleichzeitig bringen sie Linderung bei den einen oder anderen physischen und psychischen Beschwerden. Manche der nachfolgend beschriebenen Methoden oder Therapieformen eignen sich für die Selbstbehandlung, andere können Sie bei entsprechend geschulten Fachleuten buchen.

Aromatherapie

Es gibt kaum einen Menschen, dem der Duft von Blüten, Hölzern oder Kräutern unangenehm ist. Seit in jedem Reformhaus, aber auch in vielen Bioläden oder im Versandhandel ätherische Öle verkauft werden, ist das Angebot solcher Wohlgerüche in konzentrierter Form vielfältig und erschwinglich.

Dass diese aromatischen Essenzen grundsätzlich eine heilende Wirkung besitzen, war zwar lange in Vergessenheit geraten, aber auch in Europa von alters her bekannt. Die ältesten geschichtlichen Zeugnisse über die Heilanwendung duftender Öle stammen aus der Zeit um 2000 v. Chr.

Mit Düften, Blüten und anderen schönen Dingen den Alltag angenehmer gestalten.

Unter dem von dem französischen Chemiker und Parfumhersteller René Gattefossé geprägten Titel »Aromatherapie« erlebte das alte Wissen in den letzten Jahrzehnten eine echte Renaissance. Das Bemerkenswerte an ätherischen Ölen ist, dass sie nicht nur das physische Wohlbefinden steigern, sondern auch die Stimmung heben und Depressionen mildern können.

Eine Eigenschaft, die für Frauen in den Wechseljahren zweifellos von besonderer Bedeutung ist. Abgesehen davon, dass sie angenehm duften, helfen bestimmte Öle, Niedergeschlagenheit und Lustlosigkeit zu vertreiben. So wirkt z. B. Basilikum gegen Überreiztheit und Konzentrationsschwäche: Ein paar Tropfen des Öls auf ein Taschentuch geträufelt und in Phasen besonderer geistiger Anstrengung oder Anspannung hervorgeholt, sorgen für mehr Gelassenheit und machen den müden Geist wieder munter. Andere Mittel helfen durch Stimmungstiefs hindurch: Jasmin bringt Freude, Rose lindert und tröstet, Ylang-Ylang macht heiter.

Massage mit Aromaölen

Die Massage ist nicht nur die gebräuchlichste, sondern zweifellos auch die angenehmste aromatherapeutische Methode. Ihr Ziel ist es, neben der Beseitigung von Verspannungen und einer Verbesserung der Durchblutung, die aromatischen Essenzen in den Körper einzuschleusen, damit sie dort ihre Wirkung entfalten können. Es geht bei dieser Form der Massage nicht darum, komplizierte Griffe fachmännisch auszuführen, sondern eher um liebevolle, sanfte Berührung – also etwas, wonach sich die meisten Menschen sehnen und was man sich selbst und einem anderen auch ohne große Spezialkenntnisse geben kann. Tun Sie sich mit Ihrem Partner oder mit einer guten Freundin zusammen, und verwöhnen Sie sich gegenseitig. Die Regeln sind denkbar einfach.

Bei ätherischen Ölen gibt es sehr große Qualitätsunterschiede. Extrem preiswerte Öle sind meist synthetisch hergestellte Produkte, die keinerlei Heilwirkungen haben. Sie sollten die Essenzen also lieber im Fachhandel kaufen.

Wichtige Hinweise

▶ Ätherische Öle sind hoch konzentriert. Nur tropfenweise verwenden und nicht auf die Kleidung oder empfindliche Oberflächen bringen.

▶ Nie mehr als die angegebene Menge nehmen. Bei Überdosierung sind manche Öle gesundheitsschädlich.

▶ Ätherische Öle niemals pur auf die Haut auftragen (Ausnahmen: Teebaum- und Lavendelöl dürfen z. B. zur Behandlung von Fußpilz oder kleineren Verbrennungen auch unverdünnt angewandt werden).

▶ Die Essenzen nie ohne Rücksprache mit einem Heilpraktiker oder Arzt zur inneren Anwendung einsetzen.

▶ Ist ein Spritzer ätherisches Öl ins Auge gelangt, mit reinem Mandelöl auswaschen (nie mit Wasser!) und den Augenarzt aufsuchen.

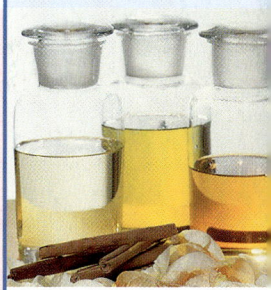

Als Trägeröle eignen sich z. B. Mandel-, Avocado- oder Nachtkerzenöl.

So wird das Baden zum Erlebnis

Es gibt kaum etwas Entspannenderes als ein dampfendes Bad mit ätherischen Ölen. In der feuchtwarmen Atmosphäre setzen die Öle noch mehr Duftmoleküle frei als bei der Massage. Das heiße Badewasser macht die Haut weich und besonders aufnahmefähig, so dass die ätherischen Öle ihre ganze Kraft auf Körper und Geist entfalten können. Wer mehrere Öle gleichzeitig verwendet, wird nicht nur die Gesamtheit ihrer Wirkung, sondern auch die Einzelaromen wahrnehmen. Durch die Hitze verbreiten sich die Essenzen in Wellen, die mal einzeln, mal gemeinsam aus dem Badewasser aufsteigen. Je nach Duftnote wirken sie belebend, entspannend oder beruhigend. Gleichzeitig pflegen sie den Körper auf ganz natürliche Weise.

Die richtige Vorbereitung

▶ Legen Sie im warmen Badezimmer ein gerolltes Handtuch, Augenpads und vorgewärmte Badetücher bereit.

▶ Pro Bad höchstens acht bis zehn Tropfen – bei stark duftenden Essenzen wie Eukalyptus, Limone, Rosmarin nur fünf, bei Zitrone maximal zwei bis drei Tropfen – verwenden.

▶ Öle mit etwa zwei Esslöffeln süßer Sahne vermischen und bei geschlossener Tür im eingelassenen Badewasser verteilen. Durch das Mischen mit einem Träger wird vermieden, dass einzelne Tropfen der Essenz auf dem Wasser schwimmen und unverdünnt mit der Haut in Berührung kommen.

▶ Kein weiteres Öl zusetzen, wenn der Duft verflogen ist. Die Verdunstungszeit beträgt 15 Minuten und länger. Weniger wirkt oft besser, und mehr ist des Guten oft zu viel und könnte unangenehme Hautreizungen hervorrufen.

▶ Zimt, Ingwer und schwarzer Pfeffer sind als Badezusatz ungeeignet, da sie auf der Haut brennen könnten.

Nach einem heißen Bad ist der ideale Zeitpunkt, um die Haut einmal so richtig zu verwöhnen. Haben Sie schon einmal Algenextrakte versucht? Die Powerpakete aus dem Meer enthalten viele wichtige Stoffe, die der Haut helfen, ihre Elastizität zu erhalten.

Ätherische Öle für die Wechseljahre

Wählen Sie die Öle nach Ihren persönlichen Duftvorlieben aus. Um gute Mischungen aus mehreren ätherischen Ölen herzustellen, bedarf es einiger Kenntnisse und Erfahrung. Ungeübte beschränken sich am besten auf ein einzelnes ätherisches Öl und tasten sich nach und nach an Kombinationen heran. Verwenden Sie nie mehr als drei Essenzen pro Mischung. Mischungsverhältnis: etwa 3 Tropfen ätherisches Öl auf 60 Milliliter eines neutralen Basisöls (z. B. Mandelöl).

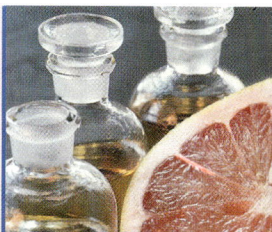

▸ **Bei Stimmungsschwankungen**

Bergamotte, Citronella, Geranium, Grapefruit, Jasmin, Lavendel, Lemongras, Melisse, Muskatellersalbei, Neroli, Orange, Patschuli, Petitgrain, Rose, Ylang-Ylang

▸ **Bei Verspannungsschmerzen**

Bay, Cajeput, Nelke, Zitrone

▸ **Bei Krämpfen**

Anissamen, Basilikum, Eisenkraut, Engelwurz, Thymian, Schafgarbe

▸ **Bei nervlicher Anspannung und Gereiztheit**

Geranium, Kamille, Lavendel, Lindenblüte, Mandarine, Rose, Sandelholz, Tangarine, Zedernholz

▸ **Bei Antriebslosigkeit und Lethargie**

Basilikum, Bay, Cajeput, Citronella, Engelwurz, Ingwer, Pine (Kiefer), Rosmarin, Thymian

▸ **Bei Unkonzentriertheit und Zerfahrenheit**

Basilikum, Kardamom, Majoran, Rosmarin, Rosenholz, Ysop

▸ **Zur Gebärmutterstärkung**

Jasmin, Melisse, Muskatellersalbei, Myrrhe, Nelke, Rose, Weihrauch

Bewahren Sie ätherische Öle am besten in verschlossenen, dunklen Glasflaschen und an einem kühlen Ort auf. Durch Hitzeeinwirkung oder durch zu langes Lagern wird die Substanz milchig-trüb und kann unangenehme Hautreizungen hervorrufen.

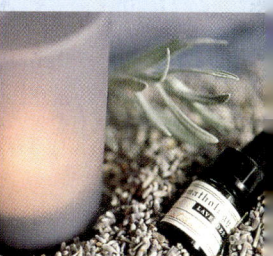

Mit verschiedenen Düften die Sinne beflügeln.

Ätherische Öle riechen nicht nur gut, sondern sie haben auch eine wunderbar wohltuende Wirkung. Eine aromatherapeutische Massage ist ein bestens geeignetes Verwöhnprogramm, um Stimmungstiefs zu überwinden und Verspannungen zu lösen.

Grundrezepte für Massageöle

Anders als der Name vermuten lässt, sind ätherische Öle nicht fettig und damit eigentlich gar keine Öle, sondern Essenzen. Für den Einsatz bei der Massage werden sie mit einem pflanzlichen Basis- oder Trägeröl gemischt. Die Auswahl richtet sich entweder nach dem Hauttyp oder der jeweiligen Befindlichkeit.

► Für die reife Haut: 2 Tropfen Rose und je 1 Tropfen Lavendel und Sandelholz in 60 Milliliter (12 Teelöffel) Aprikosenkernöl

► Bei trockener Haut: 4 Tropfen Myrrhe und 1 Tropfen Rose in 60 Milliliter (12 Teelöffel) Avocadoöl

► Bei empfindlicher oder gereizter Haut: 1 Tropfen Rose und 4 Tropfen Römische Kamille in 60 Milliliter Süßmandelöl

Entspannungstechniken

In den Wechseljahren geraten viele Frauen stärker als sonst unter Druck. Ob nun konkrete äußere Stressfaktoren, die Hormonumstellung oder seelische Belastungen dafür verantwortlich sind – die ständige Anspannung, Besorgtheit und Überforderung zehrt stark an den Vitalitätsreserven. Sich künftig nur noch zu schonen und sich von jedem Stress fernzuhalten, ist aber weder sinnvoll noch im Hinblick auf Beruf und Familie möglich.

Lernen Sie lieber, sich tief zu entspannen, um innerlich gelassener zu werden und nicht mehr so leicht aus der Bahn zu geraten. Manchmal ist es schon ausreichend, sich einen Moment still hinzusetzen und tief durchzuatmen. Doch nicht immer bringt das Erfolg. Spezielle Entspannungstechniken, wie die hier im Folgenden beschriebenen, helfen Ihnen weiter.

Autogenes Training

Wegbereiter des autogenen Trainings ist der Berliner Internist und Nervenarzt Johannes Heinrich Schultz, der in den 1930er Jahren erkannte, dass sich mittels Autosuggestion (also der gedanklichen Kraft, sich in bestimmte Gefühlszustände hineinzuversetzen) die Empfindungen von Schwere, Wärme und Entspannung im Körper hervorrufen lassen.

Was bewirkt es?

Das autogene Training kann die Harmonie zwischen Körper, Seele und Geist wiederherstellen und einen Gegenpol zum Alltagsstress setzen. Abgespanntheit, Überreiztheit und Unruhe lassen sich damit ebenso positiv beeinflussen wie Konzentrationsschwierigkeiten und Schlafprobleme. Auch psychosomatische Körperreaktionen können unter Umständen abgemildert werden.

> Wählen Sie eine Entspannungstechnik, die zu Ihnen passt und bei deren Ausübung Sie sich wirklich wohl fühlen. Probieren Sie ruhig mehrere Methoden aus, bis Sie die richtige für sich gefunden haben.

Wie funktioniert es?

Sie setzen oder legen sich bequem hin (wichtig: Arme und Beine nicht überkreuzen) und stellen sich vor, ganz schwer, warm und entspannt zu sein; lassen Sie in Gedanken das Herz immer ruhiger schlagen, die Atmung tiefer und gleichmäßiger werden und ein angenehmes Wärmegefühl im Bauch entstehen. Mit etwas Übung wird es Ihnen gelingen, diese suggerierten Empfindungen auch tatsächlich zu spüren. Am besten belegen Sie einen der Kurse, die von Krankenkassen, Volkshochschulen und Sportvereinen angeboten werden.

Progressive Muskelentspannung

Um 1920 entwickelte der Physiologe Edmund Jacobson an der Harvard-Universität sein Entspannungstraining. Es setzt an der willkürlichen Muskulatur an, also jenen Muskeln, die wir bewusst kontrollieren können und die einer nach dem anderen erst angespannt und dann wieder entspannt werden. Auf diese Weise kommt es zu einer intensiven und als besonders angenehm empfundenen Lockerung körperlicher Verspannungen, die sich auch auf seelischer Ebene harmonisierend auswirkt.

Was bewirkt sie?

Die von Jacobson entwickelte Technik eignet sich zur Linderung vieler chronischer Beschwerden, die mit Muskelverspannungen in Zusammenhang stehen: Durchblutungsstörungen, Kopfschmerzen, Angstgefühle, Schlafprobleme usw. Da sie unauffällig auszuführen ist, kann man sie jederzeit (im Bus, im Wartezimmer usw.) praktizieren und auch prüfen, ob der Körper nun völlig entspannt ist oder nicht. Auf diese Weise kann die antrainierte Fähigkeit zur Entspannung in den Alltag übertragen werden.

Wie funktioniert sie?

Die progressive Muskelentspannung lässt sich am besten unter Anleitung lernen, kann aber schon bald selbstständig praktiziert werden. Sie wird im Sitzen oder Liegen ausgeführt, und der Jacobson-Trainer weist Sie an, bestimmte Muskelgruppen mehrere Sekunden lang so kräftig wie möglich anzuspannen, um die Spannung anschließend ganz bewusst wieder zu lösen. Auf diese Weise lockern Sie den ganzen Körper von den Zehenspitzen bis zu den Stirnfalten.

Nutzen Sie kleinen Pausen in Ihrem Alltag, um einfach mal tief durchzuatmen. Schließen Sie die Augen, und verfolgen Sie Ihr Atemgeräusch beim Ein- und Ausatmen. Ein paar Minuten reichen schon, um sich in Stressphasen zu erholen.

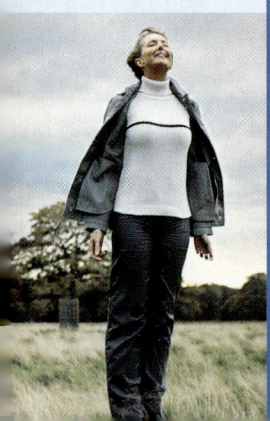

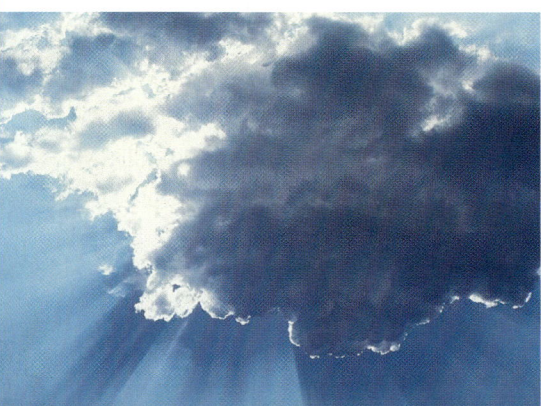

Bei einem Spaziergang im Grünen verziehen sich die Wolken am Stimmungshorizont.

Meditation

Finden Sie die Vorstellung, wie eine Schildkröte zu sein und gelegentlich den Kopf in den Panzer zurückziehen zu können, nicht auch sehr verlockend?

Tagein, tagaus ist man den Einflüssen der äußeren Welt ausgesetzt, und ständig ist das Gehirn damit beschäftigt, die Eindrücke der Sinnesorgane aufzunehmen, zu verarbeiten und in Reaktionsimpulse umzusetzen. Selbst wenn die Augen geschlossen sind, bleiben die Ohren auf Empfangsbereitschaft und nehmen unentwegt die verschiedensten Geräusche aus der Umgebung auf.

Die Meditation gibt die Möglichkeit, sich jeden Tag für eine Weile aus dieser Reizüberflutung zurückzuziehen und die Sinne nach innen zu wenden. Es geht darum, den ständigen Gedankenfluss zur Ruhe zu bringen und innerlich still zu werden.

Das Wort »Meditation« kommt ursprünglich aus dem Lateinischen und bedeutet »in die eigene Mitte kommen«. Gemeint ist damit, das innere Gleichgewicht zu finden und sich wieder auf das zu konzentrieren, was man für wesentlich hält.

Das stille Sitzen

Den klassischen Regeln zufolge findet Meditation im Sitzen statt, denn nur dann ist der Geist bereit, sich konzentriert wirklich nach innen zu wenden. Im Stehen sind wir quasi »auf dem Sprung«, und im Liegen würden wir allzu leicht einschlafen.

▸ Suchen Sie sich einen ruhigen Platz, an dem Sie vor Störungen von außen möglichst sicher sind. Setzen Sie sich mit geradem Rücken auf einen Stuhl (die Beine nicht überkreuzen).

▸ Wenn Sie lieber auf dem Boden sitzen, können Sie den Lotossitz probieren: Setzen Sie sich mit gestreckten Beinen auf den Boden. Schieben Sie sich ein Meditationskissen oder eine zusammengefaltete Decke unter den Po. Das Becken sollte immer höher sein als die Knie, denn nur so kann sich die Wirbelsäule aufrichten. Grätschen Sie die Beine, und ziehen Sie zuerst den rechten Fuß an den linken Oberschenkelansatz heran. Ziehen Sie nun den linken Fuß heran, drehen

Um innerlich still zu werden und den Zustand der Meditation zu erreichen, können Sie sich auf den Atem oder auch ein Objekt konzentrieren: Betrachten Sie eine Blume, einen Kristall oder ein Mandala; oder wiederholen Sie immer wieder still für sich ein bestimmtes Wort oder eine Affirmation.

Sie die Fußsohle leicht nach oben, und legen Sie den Fuß auf den rechten Unterschenkel (Viertel-Lotossitz) oder Oberschenkel (Halber Lotossitz). Beide Knie sollten den Boden berühren. Richten Sie sich dann gerade auf, und lassen Sie die Schultern fallen. Die Hände ruhen entweder entspannt ineinander oder auf den Knien (Handflächen zeigen nach oben). Wählen Sie diese Sitzposition aber nur, wenn Sie wirklich bequem für Sie ist – das Kribbeln eines eingeschlafenen Fußes ist nicht gerade förderlich für die meditative Versenkung.

▶ Schließen Sie die Augen, und konzentrieren Sie sich anfangs für ein paar Minuten, später auch länger auf Ihren Atem. Spüren Sie, wie sich die Bauchdecke und der Brustkorb beim Einatmen heben und beim Ausatmen wieder senken.

▶ Wann immer Ihre Gedanken abschweifen, holen Sie sie behutsam wieder zu Ihrem Atem zurück. Die Gedanken dürfen da sein, aber sind jetzt nicht so wichtig.

▶ Mit zunehmender Übung wird es Ihnen immer leichter fallen, die Konzentration zu halten. Dann können Sie Ihre Meditation auch über längere Zeit hinweg ausdehnen.

Fantasiereisen

Eine andere Möglichkeit der Meditation bietet sich in Form der so genannten Fantasiereisen an. Das Prinzip ist ähnlich wie beim stillen Sitzen, doch in diesem Fall konzentriert man sich auf eine fremde Stimme (direkt gesprochen oder von einer Kassette bzw. CD abgespielt), die den ewig wandernden Geist bei der Hand nimmt und ihn entweder zu bestimmten inneren Bildern oder auch nur tief in die Entspannung führt.

Vielen Menschen fällt es relativ leicht, mit ihrer Aufmerksamkeit bei dem gesprochenen Wort zu bleiben und sich nicht von anderen Gedanken ablenken zu lassen. Für Ungeübte bieten Fantasiereisen daher einen guten Einstieg in die Meditation. Kassetten und CDs zu allen möglichen Themen finden Sie im psychologisch-esoterischen Buch- oder Versandhandel.

Yoga

Wenn Sie sich nach Entspannung und innerer Ausgeglichenheit sehnen und Ihren Körper beweglich und in Form halten wollen, kann Yoga ein guter Wegbegleiter für Sie sein. Wer es regelmäßig praktiziert, stählt nicht nur seinen Körper, sondern lässt auch mehr Ruhe und inneren Frieden in seinen Geist einkehren.

Im Lauf der Zeit stellt sich eine subtile Wandlung der Lebenseinstellung ein, denn Yoga bringt Sie einem sehr begehrten Ziel näher, dem – sei es nun bewusst oder unbewusst – jeder entgegenstrebt: der Selbstverwirklichung.

Körper und Geist verbinden

Der Begriff »Yoga« stammt aus dem Sanskrit und war dort Bezeichnung für das Joch, mit dem ein Rind vor den Wagen oder Pflug gespannt wird. Im übertragenen Sinn ist damit das Verbinden und Beherrschen unabhängiger, im Extremfall auch widerstreitender Kräfte (Zugtier und Gefährt) gemeint.

Jeder Mensch vereint in sich Körper und Geist – eine persönliche Weiterentwicklung ist nur dann möglich, wenn keine der beiden Seiten unterdrückt wird. Körperliche Übung und geistige Entwicklung gehen also Hand in Hand.

Wenn heute von Yoga die Rede ist, geht es in der Regel um das so genannte Hatha-Yoga, jene Lehre, die durch die Erweckung des Körperbewusstseins zum bewussten Sein hinführen will. Die drei wichtigsten Säulen der Yogapraxis sind Asanas (Körperstellungen), Pranayama (Kontrolle der Atmung) und Meditation. Die sanften

> Nach einer Yogasitzung fühlen Sie sich ganz anders als nach einer Gymnastikstunde: nicht müde und geschafft, sondern entspannt und voller Energie.

Yogakurse werden beispielsweise von Volkshochschulen angeboten. Die gesetzlichen Krankenkassen beteiligen sich sogar in manchen Fällen an den Kosten. Daneben gibt es zahlreiche Bücher und Videos, mit deren Hilfe Sie zumindest die Grundübungen des Yoga erlernen können.

Bewegungen, mit der sich der Übende in die Asanas hineinbegibt, werden meditativ und mit bewusster Atmung durchgeführt. Sie stärken Körperkontrolle und Bewusstsein und nehmen Versagensängsten (»Das schaff' ich nie!«) den Wind aus den Segeln. Ein Gefühl von Vertrauen und heiterer Gelassenheit breitet sich aus.

Körperliche Erneuerung

Durch die Erfolge des Yoga aufmerksam geworden, hat sich die medizinische Forschung in den vergangenen Jahren eingehend mit den Wirkungen der alten indischen Praxis befasst. Dabei ergab sich, dass regelmäßiges Üben tatsächlich zur Stärkung sämtlicher innerer Organe und des gesamten Bewegungsapparats beiträgt.

Wer seinen Körper durch Asanas und Pranayama gesund und geschmeidig hält, kann den Alterungsprozess ein gutes Stück weit aufhalten, denn es kommt zu einer Erneuerung und Stabilisierung des gesamten Organismus.

Praktische Tipps

▶ Lassen Sie sich nicht von mangelnder Fitness oder einem vermeintlich zu hohen Alter daran hindern, mit Yoga anzufangen. Lernen Sie vielmehr, Ihren eigenen Rhythmus zu finden und die Asanas im Rahmen Ihrer individuellen Beweglichkeit auszuführen. Die persönlichen Grenzen zu erkennen und zu respektieren, gehört ebenfalls zu den Prinzipien des Yoga.

▶ Die Grundstellungen des Yoga lassen sich am leichtesten unter Anleitung lernen. Wenngleich die Asanas von alters her festgelegt sind, hat jeder Yogalehrer seinen eigenen Stil der Unterweisung, der dem einen mehr, dem anderen weniger liegt. Machen Sie also immer erst eine oder mehrere Probestunden, bevor Sie sich bei einem Kurs fest anmelden.

▸ Wenn in Ihrer Nähe keine Yogakurse angeboten werden: Besorgen Sie sich für den Anfang einen Videolehrgang. Auch damit fällt der Einstieg relativ leicht. Sich Yogaübungen aus Büchern anzueignen, ist hingegen eher schwierig.

▸ Üben Sie regelmäßig, nach Möglichkeit jeden Tag, und immer zur gleichen Tageszeit. Reservieren Sie sich dafür einen festen Platz in Ihrer Wohnung. Auf diese Weise etabliert sich eine Form von Ritual, was das Üben wesentlich erleichtert.

▸ Neben etwaigen Kursgebühren verursacht Yoga keine weiteren Kosten: Sie brauchen weder eine spezielle Unterlage (eine Decke ist völlig ausreichend) noch irgendeine besondere Form der Kleidung – nur bequem muss sie sein.

▸ Essen Sie möglichst nicht vor dem Yoga. Besonders schwer Verdauliches, aber auch Alkohol- und Nikotingenuss können das Üben deutlich erschweren.

Geistige Potenziale aktivieren

Viele Yogaübungen zielen auf eine bessere Gehirndurchblutung und damit auf eine optimale Sauerstoffversorgung des Denkapparats ab. Auf diese Weise werden Konzentration und Gedächtnisleistung ebenso gefördert wie kreative und intuitive Fähigkeiten.

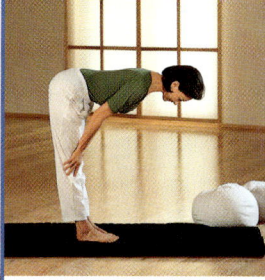

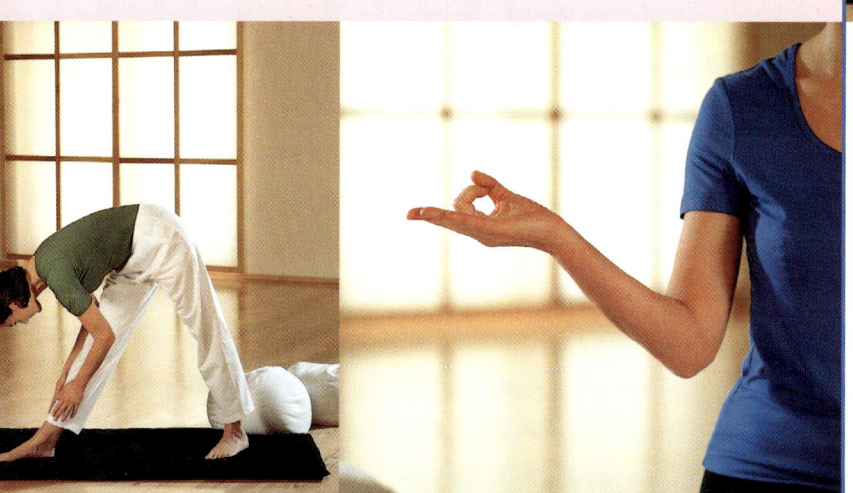

Einfache Yogaübungen helfen, die Durchblutung des Gehirns zu fördern und die Konzentration zu verbessern.

Vollständige Yogaatmung

Mit der folgenden Atemübung kommen Sie innerlich zur Ruhe und können gleichzeitig neue Energie tanken. Wiederholen Sie jede Übung fünf- bis zehnmal. Grundposition: Legen Sie sich in Rückenlage auf den Boden, und schließen Sie die Augen. Legen Sie die Beine hüftbreit nebeneinander, und lassen Sie die Füße nach außen fallen.

> Das Grundprinzip des Yoga ist ganz einfach: Durch das Einnehmen einer bestimmten Körperhaltung werden Körper, Atem und Geist in Einklang gebracht. Das trainiert nicht nur den Körper, sondern fördert auch die geistige Beweglichkeit.

▸ Bauchatmung: Legen Sie die Hände so auf den Bauch, dass sich die Fingerspitzen leicht berühren. Atmen Sie durch die Nase ein, und dehnen Sie dabei nur den Bauch. Spüren Sie, wie sich die Fingerspitzen auseinander bewegen. Halten Sie den Atem einen Moment, bevor Sie wieder ausatmen. Nun berühren sich die Fingerspitzen wieder.

▸ Zwerchfellatmung: Legen Sie die Hände auf den Brustkorb. Atmen Sie ein, und dehnen Sie nur diesen Bereich. Beim Einatmen rücken die Fingerspitzen auseinander, beim Ausatmen berühren sie sich.

▸ Lungenspitzenatmung: Legen Sie nun die Hände mit schräg zum Hals hin weisenden Fingerspitzen auf die Schlüsselbeine, und lenken Sie den Atem in den oberen Brustbereich. Dies ist die flache Atmung, wie sie von den meisten Menschen praktiziert wird. Spüren Sie, wie sich das im Vergleich zu den anderen Übungen anfühlt.

▸ Atmen Sie nun nacheinander in alle drei Bereiche hinein: Legen Sie die Hände an die Seiten. Entspannen Sie sich. Holen Sie langsam und tief Luft, und dehnen Sie mit dem Atem wie in einer sanften Welle erst den Bauch, dann das Zwerchfell und zuletzt die Brust. Halten Sie den Atem kurz an, und lassen Sie ihn dann in der gleichen Reihenfolge wieder ausströmen: Bauch, Zwerchfell, Brust.

Der Halbmond

Der Mond ist das Symbol für die Weiblichkeit. Diese Übung verbessert die Durchblutung im Bauchbereich und ist bei klimakterisch bedingten Zyklusstörungen sehr zu empfehlen.

▸ Gehen Sie in den Kniestand.

▸ Stellen Sie nun das rechte Bein mit abgewinkeltem Knie nach vorne, und strecken Sie das linke gerade nach hinten aus. Der Körperschwerpunkt liegt in der Mitte.

▸ Legen Sie die Hände mit nach oben weisenden Fingerspitzen vor der Brust gegeneinander, und strecken Sie sie beim nächsten Einatmen nach oben (siehe Foto oben).

▸ Beugen Sie beim Ausatmen die Arme und den Oberkörper zurück. Richten Sie die Augen zur Decke, und halten Sie diese Position. Atmen Sie dabei tief ein und aus.

▸ Kommen Sie beim Einatmen wieder zur Mitte zurück.

▸ Wiederholen Sie diese Übung mit der anderen Seite, d. h., das linke Bein wird abgewinkelt, das rechte nach hinten ausgestreckt.

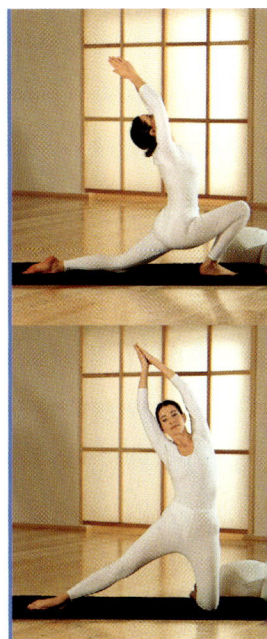

Selbsterfahrung

Mit Hilfe der zuvor beschriebenen Methoden können Sie Energiepotenziale aktivieren und die Kraft schöpfen, die Sie für die Veränderungsprozesse in den Wechseljahren brauchen. Vielen Wechseljährigen aber fehlt noch etwas anderes als Kraft: Sie spüren, dass vieles von dem, was ihr bisheriges Leben ausgemacht hat, einfach nicht mehr tragfähig ist, und suchen nach neuen Wegen. Sie würden das Klimakterium zwar gerne als Chance verstehen, doch sie wissen nicht recht als Chance wofür. Um sich neu zu orientieren und Ziele für ein sinnvolleres, selbstbestimmteres Leben zu definieren, ist es wichtig, erst einmal den eigenen Standort zu erkunden.

Selbsterfahrungskurse können in dieser Hinsicht wertvolle Hilfestellung geben. Gleichzeitig bieten sie eine gute Gelegenheit, andere Menschen kennen zu lernen, die sich ebenfalls auf der Suche befinden – auf der Suche nach neuen Horizonten und nach sich selbst.

Das untere Bild zeigt eine Variante des Halbmondes, bei der der gleiche Bewegungsablauf seitlich ausgeführt wird.

157

Oft ändern sich jetzt die Lebensumstände – greifen Sie ein, und
bestimmen Sie die Richtung

Neue Perspektiven
entwickeln

Das Leben aktiv gestalten

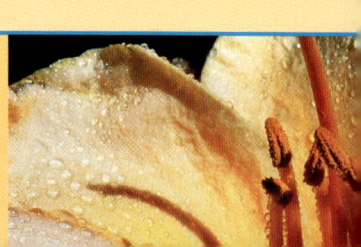

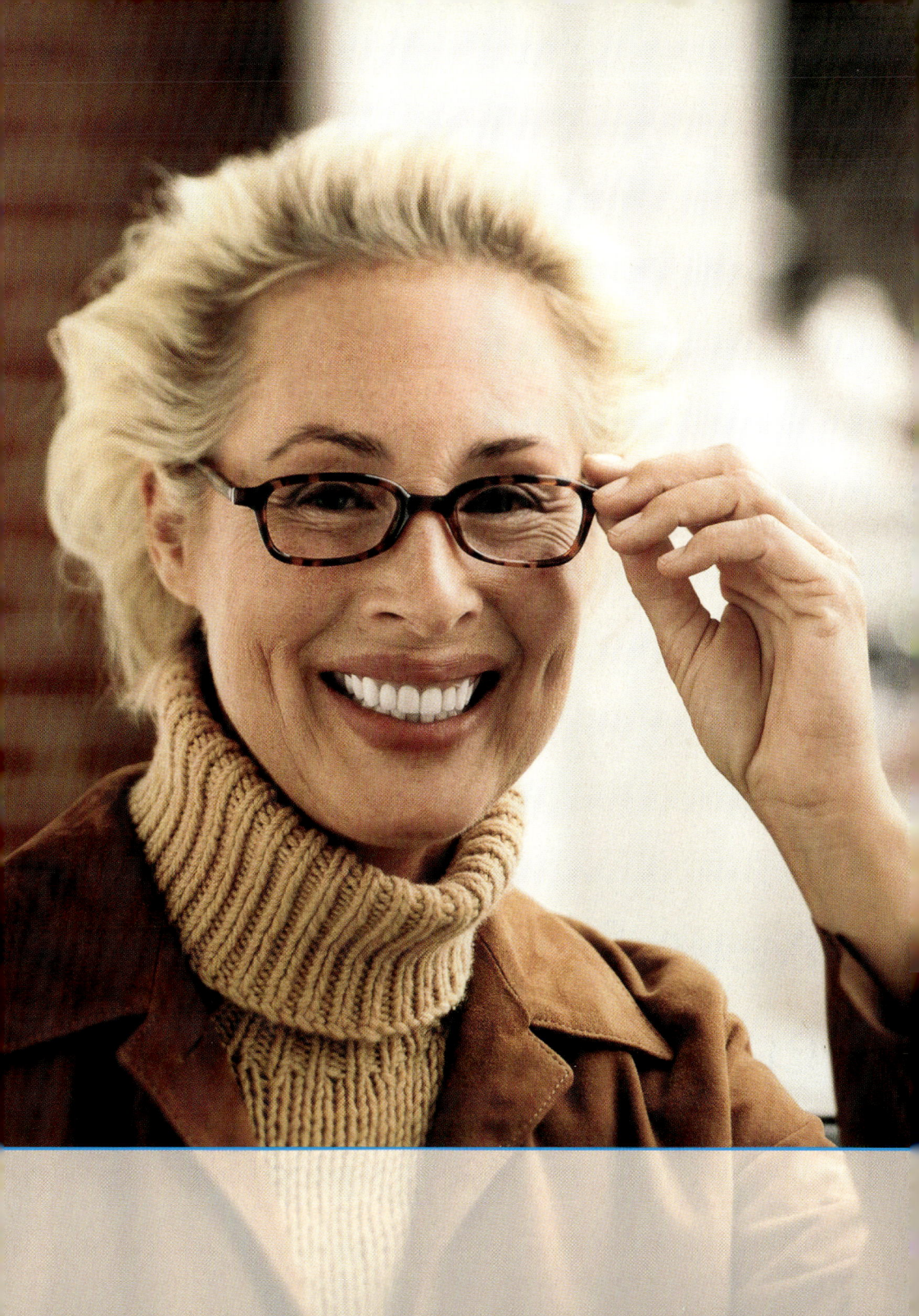

Die eigene Situation überdenken

Noch in der Generation unserer Groß- und Urgroßmütter waren die Wechseljahre kein Thema, über das viel gesprochen worden wäre. Zum einen war es nicht mit den gesellschaftlichen Gepflogenheiten vereinbar, öffentlich über solche »Frauenangelegenheiten« zu reden. Was in ihrem Körper und ihrer Seele vorging, machten die Betroffenen lieber mit sich selbst aus.

Zum anderen erreichten effektiv weniger Frauen als heute das Klimakterium. Die durchschnittliche Lebenserwartung ist heute deutlich höher als damals.

Das macht uns gewissermaßen zu Pionierinnen, denn noch nie in der Geschichte hat es eine Zeit gegeben, in der Frauen so wie heutzutage die Möglichkeit hatten, auch nach den Wechseljahren ein erfülltes Leben zu führen.

Anstatt nur Verlustängste zu hegen, gilt es also, Neuland zu betreten und die Chancen zu ergreifen, die uns das Dasein gerade jetzt zu bieten hat. Befreit von vielerlei Zwängen und Unsicherheiten können wir dabei zu einer Gelassenheit und Souveränität finden, von der frühere Generationen nur träumen konnten.

> Sie müssen nicht tatenlos zusehen, wie Ihr Leben sich verändert. Jetzt haben Sie die Chance, die Initiative zu ergreifen, vernachlässigte Interessen wiederzubeleben und sich neue Ziele zu setzen.

Ein Umorientierungsprozess

Wenn hier die Chancen der Wechseljahre aufgezeigt werden und diese Lebensphase in positivem Licht betrachtet wird, soll dabei keineswegs verdrängt werden, dass sich eine Frau in dieser Zeit tatsächlich an der Schwelle zum letzten Lebensdrittel befindet. Aber immerhin liegen, rein statistisch gesehen, noch etwa 30 Jahre vor uns – 30 Jahre, die es zu gestalten und mit Leben zu erfüllen gilt. Wollen wir, dass diese Zeit für uns persönlich zu einem Gewinn wird, kommen wir nicht umhin, das Tor bewusst zu durchschreiten und unser jugendliches Selbstbild freiwillig hinter uns zu lassen, denn es passt einfach nicht mehr zu uns.

So schmerzhaft ein solcher Abschied auch sein mag – Frauen um die 60, die diesen Prozess hinter sich gebracht haben, berichten immer wieder davon, wie sie sich gerade durch diese Befreiung von ihrem früheren Image eine Quelle neuer Kraft und Lebensfreude erschließen konnten. Die Frage, ob sie noch einmal 17 sein wollten, wird mit lachendem Kopfschütteln verneint.

Die Sinnfrage stellen

Mit den Wechseljahren geht eine Lebensphase zu Ende, und eine neue beginnt. Ein idealer Zeitpunkt also, um die Vergangenheit Revue passieren zu lassen und den künftigen Weg zumindest grob zu überblicken. Welche Ihrer Träume haben sich realisiert? Welche wollen Sie sich noch erfüllen? Was gefällt Ihnen an Ihrem Leben, und was finden Sie weniger gut? Welche Ziele haben Sie sich gesteckt? Und vor allem: Welchen Sinn hat das Ganze überhaupt?

Der Preis der Freiheit

Den meisten Menschen wäre es am liebsten, wenn immer alles so bleiben würde, wie es schon immer war. Wollen Sie Veränderungen in Ihrem Alltag durchführen, könnte es daher durchaus mehr oder weniger heftige Widerstände in Ihrem Umfeld geben. Lassen Sie sich nicht beirren, und geben Sie vor allem nicht vorschnell auf. Wer ein selbstbestimmtes Leben führen will, muss den einen oder anderen Konflikt mit Angehörigen oder Freunden in Kauf nehmen.

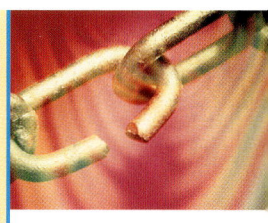

Sprengen Sie dort Ketten, wo Sie sich eingeengt fühlen.

Sich von dem jugendlichen Selbstbild zu verabschieden, bedeutet keineswegs, altmodisch und farblos zu werden. Es geht vielmehr darum, einen eigenen, unverwechselbaren Stil des Selbstausdrucks zu finden und auszustrahlen. Hinter jedem Modetrend herzujagen, können wir dann getrost den Jüngeren überlassen.

An Gelegenheiten zur Beschäftigung herrscht in unserer modernen Gesellschaft kein Mangel. Ob Golfspielen, Kinobesuche oder Shopping – es gibt tausenderlei Möglichkeiten, sich die Langeweile zu vertreiben. Doch wer die Zeit überwiegend mit Dingen füllt, die er nicht wirklich aus dem Herzen heraus tut, wird bald eine große Leere in sich spüren.

In England gibt es eine alte Volksweisheit: »Add life to years and not just years to life«, was sinngemäß so viel bedeutet wie: »Erfülle deine Jahre mit Leben, anstatt deinem Leben nur Jahre hinzuzufügen.«

Eine zweite Trotzphase?

Beim Rückblick auf das eigene Leben werden auch Sie sicher auf die eine oder andere Erinnerung stoßen, die Sie im Nachhinein wütend macht. Mag sein, dass Sie sich darüber ärgern, irgendwann einmal nicht auf die eine, sondern die andere Weise gehandelt zu haben. Oder Sie fühlen sich wegen einer Sache noch immer gekränkt oder auch ein Stück weit ausgenutzt. Möglicherweise schämen Sie sich auch, weil Sie einmal in einer bestimmten Situation keine so gute Figur abgegeben haben, wie Sie es sich gewünscht hätten. Vielleicht tröstet es Sie, dass Sie mit solchen Gefühlen nicht allein sind. In keinem Leben läuft immer alles so glatt, wie man es sich wünschen würde. Auch Frauen sind nun einmal nur Menschen.

Versöhnung mit sich und anderen

Sollen die Wechseljahre zu einem wirklichen Neuanfang werden, ist es wichtig, die Vergangenheit abzuschließen und hinter sich zu lassen. Dazu gehört es auch zu verzeihen – den anderen und sich selbst. Versuchen Sie, alte Fehden und Konflikte zu bereinigen. Es geht keinesfalls darum, es jedem Recht machen zu wollen und mit jedem gleichermaßen perfekt auszukommen, sondern darum, dass Sie persönlich mit der Vergangenheit Frieden schließen. Die offenen Rechnungen und der alte Zorn holen Sie sonst auf anderer Ebene immer wieder ein. Dann bekommt unter Umständen ein völlig Unbeteiligter all den Groll ab, den Sie eigentlich gegen einen ganz anderen hegen. Verzeihen Sie sich und (so weit möglich) den anderen, damit die Wechseljahre nicht zu einer zweiten pubertären Trotzphase werden.

Über den eigenen Schatten springen

Wenn Sie sich auf die Suche nach neuen Perspektiven begeben, könnte es gut sein, dass sich auf einmal der eine oder andere längst vergessene Lebenstraum zurückmeldet, und Sie beginnen, hochfliegende Pläne zu schmieden. Vielleicht fassen Sie aber auch nur den schlichten Vorsatz, eine winzig kleine Veränderung in Ihrem Alltag vorzunehmen – als ersten Schritt hin zu einem erfüllteren Leben. Ob im Großen oder Kleinen, belassen Sie es nicht beim Träumen, Denken und Wünschen. Springen Sie über Ihren Schatten, und handeln Sie! Ihr Lebensglück hängt nicht zuletzt davon ab.

Neue Aufgaben und Passionen entdecken

Frauen, die bis ins hohe Alter hinein aktiv, ehrgeizig und optimistisch sind, haben in der Regel eines gemeinsam: Sie haben (oft erst in den Wechseljahren) eine Leidenschaft entdeckt, eine Aufgabe, der sie mit ganzem Herzen nachgehen und der sie ihre ungeteilte Aufmerksamkeit schenken. Eben diese Aufgabe ist es, die ihrem Leben Sinn gibt und ihnen Lebenskraft schenkt. Die eine Frau mag ihre Liebe für den Garten oder ihre Sammelleidenschaft entdecken, eine andere engagiert sich in der Politik, in der Sozialarbeit, in einer Bürgerbewegung oder im Tierschutz. Nutzen Sie die sich mit den Wechseljahren

Auch die heutige Generation der Wechseljährigen ist meist jahrzehntelang darin aufgegangen, sich vorwiegend um das Wohl der Kinder und später der eigenen Eltern zu kümmern. Für viele Frauen ist es daher ein schwieriger Lernprozess, etwas nur zum eigenen Vergnügen zu machen.

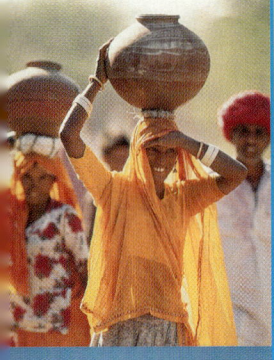

Erlaubt ist, was gefällt

Noch vor zwei Generationen kleideten sich Frauen in manchen Kulturen nach dem Erreichen der Menopause in Schwarz, um nach außen hin das Versiegen ihrer Fruchtbarkeit zu demonstrieren. Kleidervorschriften wie diese sind längst ebenso über Bord geworfen wie auch andere überkommene Zwänge und Einschränkungen. Heute sind die Freiheiten auch der älteren Frauen ungleich größer.

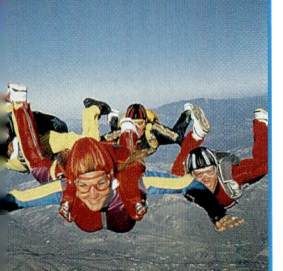

bietenden Freiräume, um gezielt nach den Themen Ausschau zu halten, die Sie wirklich fesseln. Was bewegt Sie? Wo können Sie mit Ihrer Erfahrung positiv wirken? Dabei kann es, muss aber nicht, um weltbewegende Dinge gehen. Auch Ihr unmittelbares Lebensumfeld bietet womöglich Bereiche, in denen Ihr Engagement gefragt ist.

Finden Sie die richtige Betätigung für sich

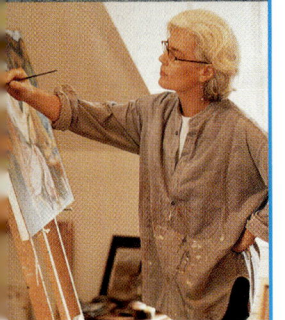

▶ Wo liegen Ihre Interessen? Besuchen Sie eine möglichst breit gefächerte Palette von Vorträgen und Kursen, um sich Einblicke in die verschiedensten Gebiete zu verschaffen. Vielleicht stoßen Sie dabei auf »Ihr Thema«.

▶ Worüber regen Sie sich besonders auf? Was können Sie tun, um die von Ihnen erkannten Missstände zu beseitigen. Schließen Sie sich mit Gleichgesinnten zusammen, oder treten Sie einer bereits bestehenden Initiative als aktives Mitglied bei.

Probieren Sie, wozu Sie Lust haben, und setzen Sie sich selbst (fast) keine Grenzen.

▶ Sind Sie beruflich aktiv? Oder möchten Sie es gerne sein? Sind Sie in Ihrem Job zufrieden? Manch eine Frau hat erst in den Wechseljahren zu ihrer eigentlichen Berufung gefunden und auf diese Weise einen neuen Sinn im Leben entdeckt. Umschulungen, Weiterbildungen, das Nachholen eines Berufsabschlusses – es gibt eine ganze

Reihe von Möglichkeiten, um sich in der Arbeitswelt noch einmal einen festen Platz zu erobern. Welche Förderungsmöglichkeiten es dabei für Sie persönlich gibt, erfahren Sie beim Arbeitsamt.

▸ Gibt es in Ihrem Leben irgendein Problem, über das Sie sich gerne mit anderen Betroffenen austauschen würden? Treten Sie einer Selbsterfahrungsgruppe bei, oder gründen Sie selbst eine.

▸ Wo werden Sie gebraucht? Ehrenamtliche Mitarbeiter werden vielerorts dringend gesucht. Am jeweiligen »Tag der offenen Tür« können Sie Einblicke in die verschiedensten Organisationen gewinnen. Vielleicht fühlen Sie sich irgendwo so angesprochen, dass Sie selbst aktiv werden möchten.

▸ Was wollten Sie schon immer einmal tun? Noch einmal studieren, ein Buch schreiben, eine Sprache lernen, in das Land Ihrer Träume reisen? Machen Sie es!

▸ Wo liegen Ihre Talente? Workshops und Seminare bieten gute Möglichkeiten, in der Praxis zu erfahren, welche handwerklichen, künstlerischen oder kommunikativen Begabungen in Ihnen schlummern. Im Kontakt mit Gleichgesinnten finden Sie womöglich neue Ideen und Anregungen für Ihren weiteren Weg.

Die eigenen Grenzen wahren

Gebraucht zu werden, gibt ein gutes Gefühl. So wichtig das persönliche Engagement ist und so viel Selbstbestätigung und Erfolgserlebnisse es uns auch bescheren mag – es gibt auch hier, wie immer, eine Kehrseite der Medaille.

Ob im sozialen oder politischen Umfeld oder im Familienkreis – wer sich für andere Menschen oder eine gute Sache einsetzt, läuft immer Gefahr, seine Kräfte übermäßig zu strapazieren. Freiwillige Helfer sind stets und überall gerne gesehen: die Oma, bei der man immer und

Sind Sie ganz »Familienfrau«? Auch wenn Ihre Lieben noch alle vollzählig in der Nähe sind: Orientieren Sie sich jetzt auch mehr nach außen, und knüpfen Sie neue, tragfähige Freundschaften.

jederzeit die Enkelkinder »parken« kann; die Krankenpflegerin, der keine Mühe zu groß und kein Weg zu weit ist; die Vereinstreue, die auf jedem Weihnachtsbasar und Sommerfest fröhlich und unermüdlich im Einsatz ist …

Achten Sie darauf, dass Sie nur das an Pflichten und Aufgaben übernehmen, was Sie auch wirklich gerne machen, und denken Sie daran, dass Geben und Nehmen in einem zumindest einigermaßen ausgewogenen Verhältnis stehen sollte. Wenn schon kein finanzieller Ausgleich erfolgt, sollten Sie wenigstens durch Anerkennung und ein Plus an Freude und Wohlbefinden entlohnt werden. Auf diese Weise können Sie vermeiden, dass Sie sich am Ende womöglich doch ausgenützt fühlen.

Zugang zur Spiritualität finden

Fällt es Ihnen schwer, eine neue Lebensperspektive zu entwickeln, und stellen Sie sich mit Blick auf Ihren Alltag manchmal die Frage, ob das denn alles gewesen sei? Dann könnte es Ihnen helfen, sich mit spirituellen Themen auseinander zu setzen. Ob im Rahmen der Kirchen oder in einem der zahlreichen anderen spirituellen Kreise, viele Menschen finden Halt und Kraft, wenn sie sich in einer größeren Gemeinschaft getragen fühlen. Ob Sie sich in einem solchen Umfeld gut aufgehoben fühlen, hängt sehr davon ab, inwieweit Sie sich mit dem jeweiligen Glaubens- und Gedankengut der Gemeinschaft identifizieren können.

Manche fühlen sich von den christlichen Lehren angesprochen, andere finden sich womöglich eher im Buddhismus wieder, oder sie schließen sich einer religiös ungebundenen Meditationsgruppe an. Einen spirituellen Hintergrund bieten fernöstliche Praktiken wie Yoga oder Tai Chi, mit denen Sie sich sogar in Volkshochschulkursen vertraut machen können.

Ein Begleitziel der spirituellen Arbeit ist immer auch die Stärkung der Eigenverantwortlichkeit. Wird eine Gruppe diesem Anspruch gerecht und fühlen Sie sich jederzeit frei, nach Ihrer inneren Überzeugung zu handeln, können Sie sicher sein, es nicht mit einer Sekte zu tun zu haben.

Seriöse Beratungsangebote nutzen

Wenn in einer Firma strukturelle Veränderungen anstehen, ist es ganz selbstverständlich, dass sie sich professionelle Unterstützung von einem Unternehmensberater sucht. Auch in den Wechseljahren geht es um einen strukturellen Wandel, nur kommen wir Privatmenschen meist nicht auf die Idee, uns fachkundige Hilfe zu suchen. Dabei gibt es heute qualifizierte Lebensberater, die Sie in Krisenzeiten begleiten, gemeinsam mit Ihnen tragfähige Alltagskonzepte erarbeiten und Ihnen neue Lebensperspektiven aufzeigen können. Aufgrund fehlender Ausbildungsrichtlinien gibt es leider auf diesem Gebiet keinen allgemein verbindlichen Qualitätsstandard. Die Mitglieder der Kooperation für Spirituelle Lebensberatung (siehe Kontakte auf Seite 204) unterwerfen sich freiwillig einem bindenden Berufskodex, der eine seriöse Beratung garantiert.

Alleine und doch nicht einsam

Nicht zuletzt die in den vergangenen Jahrzehnten ständig gestiegene Zahl der Scheidungen hat dazu beigetragen, dass heute immer mehr Frauen in den mittleren Jahren als Single leben.
Gerade für sie ist es wichtig, ein tragfähiges Netz aus Freunden und Bekannten zu knüpfen, um auch im Alter ausreichende Kontakte zu haben. Aber auch wenn Sie in einer festen Beziehung leben, tun Sie gut daran, sich neben dem Partner eine eigene Welt aufzubauen.

Wer sich für spirituelle Themen interessiert, kann nicht nur sein Wissen über Seminare und Gesprächskreise erweitern, sondern gleichzeitig neue Kontakte knüpfen und interessante Gesprächspartner finden.

Antworten auf die Fragen des Lebens finden – mit Hilfe der fernöstlichen Weisheit.

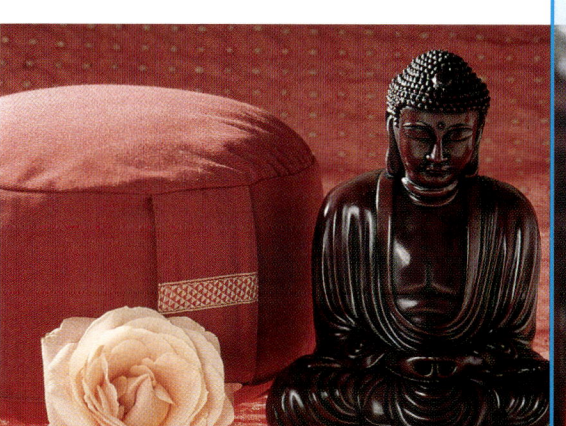
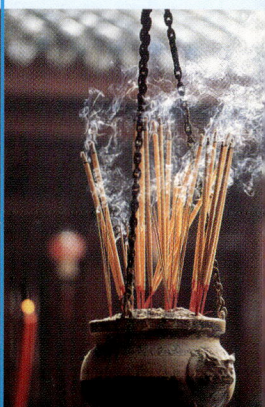

Einsamkeit tut in keinem Lebensalter gut, im Alter gesellt sich oft noch Hoffnungslosigkeit und Krankheit dazu. Deshalb ist es ganz wichtig, rechtzeitig gegen Isolation anzugehen und Kontakte zu pflegen.

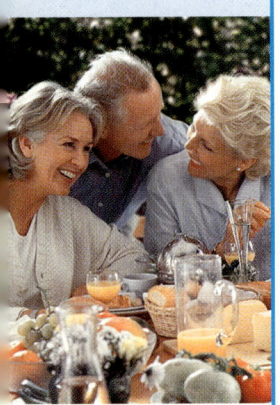

Je offener Sie auf Menschen zugehen, umso größer wird das Echo sein, das Sie erreicht.

Miteinander reden kann Türen öffnen

Auf der Suche nach Ihrer persönlichen Lebensaufgabe kann Sie auch das Gespräch mit vertrauten Menschen voranbringen. Wir stecken manchmal so sehr in unseren eingefahrenen Bahnen fest, dass unser Blick für die eigenen Möglichkeiten und Chancen verstellt ist. Tun Sie sich mit mehreren Freunden in einem Gesprächskreis zusammen, und beratschlagen Sie, was Sie (gemeinsam) tun können.

Selbst wenn Sie den Gedanken am liebsten weit von sich weisen würden: Was ist, wenn Ihr Partner (in hoffentlich sehr ferner Zukunft) stirbt und Sie alleine zurücklässt. In einer solch schweren, von Trauer geprägten Zeit werden Sie kaum Kraft finden, sich einen verlässlichen Freundeskreis aufzubauen. Ganz abgesehen von dieser traurigen Perspektive lohnt es sich auch in anderer Hinsicht, sich beizeiten um gute Freunde zu kümmern. Im lebendigen Austausch mit anderen Menschen erfahren wir uns ständig neu. Hier finden wir Nähe, Geborgenheit, Zuneigung und Freude.

Mit Menschen das Leben gestalten

▸ Freundschaften zu pflegen, kostet Zeit. Aber diese Zeit ist gut investiert, denn sie ist die beste Versicherung dafür, im Alter letztlich nicht allein zu sein.

▸ Achten Sie darauf, dass es in Ihrem Freundeskreis nicht nur gleichaltrige, sondern auch jüngere Menschen gibt. Das hält den Blick offen für die Bedürfnisse der folgenden Generation und stellt gleichzeitig sicher, dass Sie im Alter nicht allein übrig bleiben.

▸ Pflegen Sie ganz bewusst Kontakte zu Ihren Nachbarn. Vielleicht ist der eine oder andere darunter, mit dem Sie Freundschaft schließen

können. Und selbst wenn das nicht der Fall ist: Zeigen Sie sich hilfs-
bereit, dann können Sie im Notfall am ehesten mit nachbarschaft-
licher Unterstützung rechnen.

▸ Wenn Sie berufstätig sind: Welche Kolleg(inn)en sind Ihnen
besonders sympathisch? Welche privaten Kontakte können Sie knüpfen? Tun Sie es, solange Sie noch im Job sind, auch wenn Sie die Zeit
dafür an anderer Stelle einsparen müssen. Sind Sie erst im Ruhestand,
ist es meist zu spät, denn leider läuft es in der Arbeitswelt nach dem
Motto: »Aus den Augen, aus dem Sinn ...«

▸ Wenn Sie Verwandte haben: Mag sein, dass Sie in diesem Bereich
bereits gute Unterstützung finden. Ansonsten ergeben sich in den
Wechseljahren unter Umständen neue Perspektiven. In dieser Zeit
gerät so manches ins Wanken – vielleicht auch Ihre Einstellung dem
einen oder anderen Familienmitglied gegenüber. Womöglich entdecken Sie auf einmal überraschende Gemeinsamkeiten, und wenn
es nur die gemeinsame Familiengeschichte ist.

▸ Wenn Sie Kinder haben: Verlassen Sie sich nicht darauf, dass sie in
Ihrer Nähe wohnen bleiben und Sie im Alter begleiten werden. Im
Optimalfall trägt das familiäre Gerüst, doch was ist, wenn es anders
kommt? Je unabhängiger Sie von Ihren Kindern sind, desto weniger
fühlen sich diese unter Druck gesetzt – und desto lieber werden sie
Sie besuchen.

Gemeinsam schwitzen, sprinten, spurten

Wie gut regelmäßiges körperliches Training für die Gesundheit ist,
haben wir schon an anderer Stelle gesehen. Schon in dieser Hinsicht
ist ein konsequentes Bewegungsprogramm für Wechseljährige ein
Muss. Es spricht einiges dafür, einem Sportverein, einer Trainings-
gruppe oder einem Fitnessclub beizutreten. Zum einen macht es alle-
mal mehr Spaß, gemeinsam mit anderen als allein zu üben und zu

Um in den Wechsel-
jahren den Neuan-
fang zu schaffen, ist
es wichtig, die Ver-
gangenheit zum
Abschluss zu brin-
gen. Gelingt es
Ihnen in dieser Zeit,
alte Konflikte beizu-
legen und sich von
vergangenem Ärger
zu lösen, schaffen
Sie innerlich Platz
für neue positive
Erfahrungen.

schwitzen. Zum anderen bietet sich gerade hier eine wunderbare Plattform für soziale Kontakte und persönliches Engagement. Ob Sie an Ihrer eigenen Sportkarriere feilen oder sich in der Vereinsarbeit einsetzen möchten – packen Sie es an!

Frauen ans Netz

Immer mehr Frauen entdecken die elektronischen Medien als eine wertvolle Unterstützung, wenn es darum geht, Kontakte zu knüpfen und an Informationen heranzukommen. Auch gibt es einen Boom von PC-Einführungskursen, gerade auch für ältere Einsteiger. E-Mail und Internet bieten bislang ungeahnte Möglichkeiten zum Erfahrungsaustausch und der Kommunikation mit Gleichgesinnten.

In den Chatrooms des World Wide Web herrscht reger Austausch über politische, wirtschaftliche und gesellschaftliche Themen aller Art, über Gesundheit, Mode, Reiseziele ... Bereitwillig informiert man sich gegenseitig darüber, wer wem in welcher Situation am besten helfen könnte. Vorteile des Internet:

▶ Wo Sie auch wohnen mögen, Sie haben selbst im abgelegensten Dorf immer und jederzeit Zugang.

▶ Aus elektronischen Kontakten entstehen immer wieder tatsächliche Freundschaften, die weit über das Medium PC hinausgehen.

▶ Wenn Sie den Computer noch nicht für sich entdeckt haben: Es gibt inzwischen spezielle Internet- und PC-Kurse für Frauen. Dort lernen Sie, wie Sie die Vorteile der modernen Textverarbeitung nutzen, Ihre Briefe und Tagebücher schreiben, Ihre Steuererklärung erstellen oder in elektronischen Lexika »blättern« können.

Vielleicht tauschen auch Sie schon bald mit Kindern, Enkeln, Freunden und Verwandten fleißig E-Mails aus? Das ist nicht nur eine preiswerte und schnelle Art der Kommunikation, sondern sorgt auch für Abwechslung im Alltag.

E-Mail und Internet können zwar persönliche Kontakte zu anderen Menschen nicht ganz ersetzen, sind aber eine weit aktivere Form am Leben teilzunehmen, als die Abende vor dem Fernseher zu verbringen.

Als Single unterwegs

Es mag durchaus Menschen geben, die sich selbst genügen und nichts Schöneres kennen, als ganz allein in Urlaub zu fahren. Aber nicht jeder kann die Vorzüge dieser Reisegestaltung als solche erkennen und genießen.

Die meisten von uns mögen es geselliger. Wer allein verreist, gerät leicht in die Rolle eines Zaungastes, der ringsum auf das Partner- und Familienglück anderer Menschen schaut. Im Restaurant sitzen händchenhaltende Paare, am Strand bauen Väter und Mütter Sandburgen mit ihren Kindern, allenthalben herrscht Urlaubsstimmung und Friede, Freude, Einigkeit.

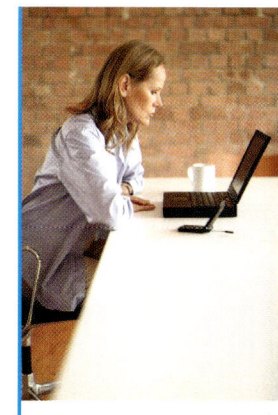

Das Internet bietet ungeahnte Möglichkeiten. Nutzen Sie sie!

Breites Angebot für Unternehmungslustige

Selbst wenn dieses Bild in vielen Fällen trügen mag und die Realität anders aussieht – Alleinreisenden wird beim Anblick trauter Zweisamkeit und Familienidylle meist ziemlich weh ums Herz, konfrontiert er sie doch auf geradezu unbarmherzige Weise mit ihrer Einsamkeit. Ein sehr guter Weg, um diesem Härtetest zu entgehen, sind Single-Reisen, wie sie mittlerweile in allen Reisebüros und übrigens auch übers Internet zu buchen sind.

Frauen, die es individueller mögen, können sich auch eine Reisepartnerin vermitteln lassen oder sich an eine der privaten Initiativen (beispielsweise der Hamburger Freundeskreis Alleinreisender) wenden, die reiselustige Singles zusammenbringen (die Anschriften finden Sie auf Seite 204). Ob Sie lieber zum Malen oder Töpfern auf die griechischen Inseln reisen oder es Sie eher in ein Abenteuercamp am Fuß des Himalaya zieht, das Angebot ist mittlerweile so vielfältig, dass wirklich für jeden Geschmack und auch für jeden Geldbeutel etwas darunter zu finden ist. Es sei denn, Sie wollten eben doch ganz bewusst für sich allein bleiben.

Für Ihr Wohlbefinden –
Alltagsbeschwerden lassen
sich oft selbst behandeln

Rat und Hilfe bei typischen Problemen

Gesundheitsstörungen
sanft gegensteuern

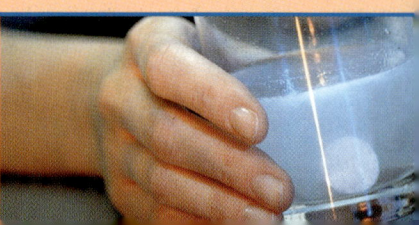

In den Wechseljahren werden die Scheidenschleimhäute immer sensibler, so dass sie auf Reibung eher mit Reizerscheinungen reagieren als früher. Mit etwas Gleitmittel (oder Spucke) lässt sich die Reibung mindern. Wenn Sie ein Diaphragma oder Pessar verwenden: Achten Sie auf den richtigen Sitz, denn sonst könnte es gegen die Harnröhre drücken.

Wechseljahrebeschwerden von A bis Z

Eines sei vorweggeschickt: Die Wechseljahre sind keine Krankheit. Viele Frauen überstehen diese Zeit ohne nennenswerte Beschwerden und sind körperlich und seelisch rundum stabil.

Dennoch kommt es immer wieder vor, dass der Organismus gegen die Hormonumstellung rebelliert und sich mit »typischen« Beschwerden meldet. Viele dieser Beschwerden sind zwar medizinisch harmlos, drücken aber auf das Wohlbefinden. Wissen um die Ursachen und sanfte Naturheilmittel können oft für Abhilfe sorgen.

Dabei ist die Veränderung des Östrogenspiegels allein wohl nicht das einzige Kriterium dafür, wie wir uns in dieser Zeit fühlen. Die mittleren Hormonkonzentrationen von Frauen, die über Beschwerden klagen, unterscheiden sich nämlich nicht wesentlich von jenen, die keine Beschwerden haben. Die individuellen Lebensumstände, die innere Einstellung und die psychische Verfassung spielen eine ebenso bedeutsame Rolle wie die Hormone selbst.

Blutungsstörungen

Das unregelmäßige Auftreten der Periode ist das erste sichtbare Zeichen dafür, dass die Wechseljahre begonnen haben.

Manchmal können Schwankungen im Zyklus aber auch andere Ursachen haben: Veränderungen der Gebärmutter und der Eierstöcke können sich ebenso auf diese Weise bemerkbar machen.

Um sicherzugehen, empfiehlt es sich, beim Auftreten von Blutungsstörungen alle sechs Monate eine Kontrolluntersuchung beim Frauenarzt durchführen zu lassen.

Was Sie selbst tun können

▸ Führen Sie einen Kalender, in dem Sie den Beginn und die Dauer Ihrer Blutungen notieren. So behalten Sie selbst den Überblick und können die Fragen Ihres Arztes beantworten.

▸ Gegen starke Blutungen helfen Kräutertees (Erdbeerblätter, Frauenmantel, Hirtentäschel, Hamamelis). Stabilisieren Sie gleichzeitig Ihren Hormonhaushalt mit pflanzlichen oder homöopathischen Präparaten (siehe Seite 40f.).

▸ Körperliche Überanstrengung kann die Blutungen verstärken. Gönnen Sie sich also während Ihrer Menstruation vermehrt Ruhe.

▸ Bei starken Blutungen kann Eisenmangel entstehen, der sich nach außen hin durch ein Gefühl der Müdigkeit und Erschöpfung manifestiert. Lassen Sie regelmäßig Ihr Blutbild kontrollieren. Gute pflanzliche Eisenlieferanten sind Löwenzahn (als Tee oder Salat) und Brennnessel (als Tee oder Gemüse).

▸ Schwer wiegende Blutungsstörungen lassen sich nicht immer mit natürlichen Heilmitteln ausreichend lindern, z. B. wenn es in kurzen Intervallen von nur zwei bis drei Wochen zu sehr langen, heftigen Blutungen kommt. In diesem Fall kann eine Hormonbehandlung oft (aber nicht immer) Besserung bringen.

Blasenentzündung

Auch die Schleimhäute von Harnröhre und Blase verändern sich mit dem Absinken des Östrogenspiegels. Sie werden empfindlicher und damit anfälliger gegen Entzündungen. Die Ursache sind meist Bakterien, die von außen über den Genitalbereich eindringen und in die Harnröhre aufsteigen. Da diese bei Frauen nur etwa drei bis vier Zentimeter lang ist (gegenüber 24 Zentimetern beim Mann), kann das relativ leicht geschehen. Zu Beginn einer Blasenentzündung (Zystitis)

Wenn Sie eine auffällig starke Blutung haben, die länger als eine Woche dauert, oder bei der Blutung ungewöhnliche große Klumpen abgehen, sollten Sie auf jeden Fall einen Arzt aufsuchen. Dazu ist ebenfalls zu raten, wenn es beim Sex zur Blutung kommt, wenn Sie ein Jahr nach Ausbleiben der Regel eine Blutung bekommen oder auch wenn Sie Blut in Urin oder Stuhl entdecken.

treten noch kaum Symptome auf. Erst im fortgeschrittenen Stadium äußert sie sich durch Brennen beim Wasserlassen, häufigen Harndrang bei gleichzeitig geringer Entleerung und krampfartigen Schmerzen im Unterleib.

Was Sie selbst tun können

▸ Auch wenn jede Blasenentleerung schmerzt: Trinken Sie ausreichend, um die Harnwege zu spülen. Drei Liter Flüssigkeit (Mineralwasser, Tees) sind angemessen. Bestimmte Kräutertees (z. B. Birken- und Bärentraubenblätter oder Süßholzwurzel) unterstützen die Harnausscheidung zusätzlich. Als praktische Alternative bieten sich spezielle Blasenfertigtees aus der Apotheke an.

▸ Die Erreger, die eine Blaseninfektion auslösen können, sind nur in einem bestimmten Temperaturbereich lebensfähig. Schon eine geringfügige Erhöhung kann sie abtöten. Bei der Behandlung akuter Beschwerden hilft unterstützend eine Wärmflasche auf dem Bauch. Achten Sie zur Vorbeugung generell darauf, dass Sie nicht frieren, und halten Sie besonders Ihre Füße warm.

▸ Gewürze wie Pfeffer, Curry, Ingwer und Paprika, aber auch Senf und Essig säuern den Urin an und wirken dadurch antibakteriell.

▸ Empfehlenswert sind auch Zwiebeln, Knoblauch und Lauch. Sie enthalten ein schwefelhaltiges ätherisches Öl – das so genannte Allizin, das antibakteriell und pilztötend wirkt.

Kaffee, Zitrusfrüchte und Obstsäfte sollten bei einer Blasenentzündung möglichst vermieden werden. Sie reizen die Blasenwände und verschlimmern die Beschwerden.

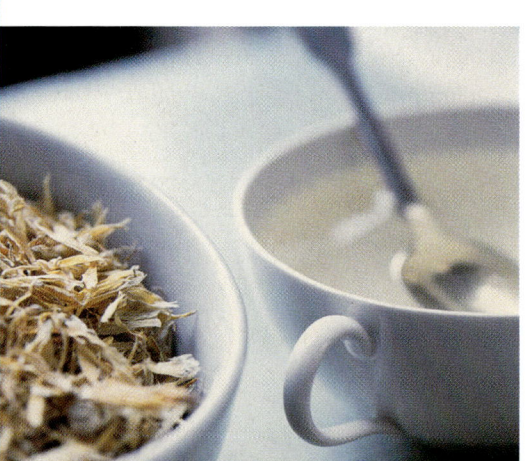

Trinken, trinken und noch mehr trinken – bei einer Blasenentzündung lautet das Motto: je mehr, umso besser.

▸ Reduzieren Sie Ihren Zuckerkonsum. Süßes beeinträchtigt die Abwehrtätigkeit der weißen Blutkörperchen gegen die Bakterien, die über die Harnröhre in die Blase eindringen.

▸ Wichtig zur Vorbeugung: die richtige Toilettenhygiene. Wischen Sie nach dem Stuhlgang immer von vorn nach hinten, damit keine Darmkeime in die Harnröhre gelangen. Wenn Sie zu Entzündungen neigen, empfiehlt es sich, zusätzlich mit Wasser nachzureinigen.

Damenbart

Wenn sich in den Wechseljahren der Hormonhaushalt von den weiblichen Östrogenen hin zu den männlichen Androgenen verschiebt, können auch bei Frauen vermehrt Barthaare sprießen. Die Naturheilkunde kennt die verschiedensten weiblichen Stärkungsmittel wie z. B. Wanzenkraut und Mönchspfeffer, die die Östrogenproduktion fördern und damit auch dem Damenbart entgegenwirken (siehe Seite 41f.).

Teeaufgüsse aus Hafer, Luzerne, Anissamen, Salbei und vor allem auch aus Brennnesselblättern wirken ebenfalls kräftigend auf das hormonelle System. Trinken Sie täglich zwei Tassen.

Rücken Sie lästigem Damenbart nicht mit dem Rasierer zu Leibe. Einmal gekappt, wachsen die Härchen nämlich ziemlich borstig nach, und was zuerst ein weicher Flaum war, erinnert am Ende wirklich an einen Schnurrbart.

Bor als natürlicher Östrogenhelfer

Bei Versuchsreihen mit Frauen jenseits der Menopause hat sich gezeigt, dass sich durch die Einnahme von täglich drei Milligramm Bor der Östrogengehalt im Blut um die Hälfte erhöhte.

Die Bedeutung des Spurenelements als mögliches Nährstoffsupplement ist jedoch erst in jüngster Zeit Gegenstand von Forschungen geworden, und borhaltige Präparate sind in vielen Ländern zurzeit noch nicht zugelassen. Da der Stoff aber in Früchten und Gemüse reichlich enthalten ist, kann der Bedarf auch auf natürliche Weise gestillt werden. Ergiebige Quellen sind Soja, Pflaumen, Rosinen, Erd- und Haselnüsse, Mandeln und Datteln. Auch im Rotwein ist einiges von dem Spurenelement enthalten.

Der psychosomatische Hintergrund

Sowohl Männer als auch Frauen tragen – wenngleich in unterschiedlichem Verhältnis – jeweils einen sowohl femininen als auch einen maskulinen Anteil (die Chinesen sprechen von Yin und Yang) in sich, den es im Verlauf des Lebens in Ausgleich zu bringen gilt. Für die Frau markiert der Eintritt in die Wechseljahre mit seinen körperlichen und seelischen Umstellungen einen wichtigen Schritt hin zu diesem Ziel. Zeigt sich während dieser Zeit ein Damenbart, so kann dies in der Sprache der Psychosomatik ein Hinweis darauf sein, dass die Betreffende ihren männlichen Teil wohl auf der äußeren, nicht aber auf der inneren Ebene verwirklicht hat – ein Phänomen, dass bei den heutigen Anforderungen in Berufs- und Familienalltag, wo frau ihren Mann stehen muss, immer häufiger zu beobachten ist.

Den Ausgleich von Yin und Yang suchen

Es geht für die betroffenen Frauen wohlgemerkt nicht darum, die einseitig maskuline Anlage auszuleben. Ganz im Gegenteil: Um das Gleichgewicht herzustellen, steht auf der rein äußerlichen Ebene sogar eher eine Betonung von weiblichen Qualitäten (Yin- oder Mondprinzip) an, die womöglich bislang zu kurz gekommen sind. Innerlich hingegen kann eine Zuwendung zum Yang- oder Sonneprinzip nicht schaden: geistige Aktivität, Zielstrebigkeit, Selbstbewusstsein, Lachen und Lebensfreude schaffen das erforderliche Gegengewicht und entziehen dem Körper die Notwendigkeit, seine männliche Seite äußerlich mit dem Sprießen unliebsamer Barthaare zum Ausdruck zu bringen.

Der Damenbart ist Gegenstand vieler, vorwiegend bei Männern beliebter Witze. Unerwünschter Haarwuchs ist aber kein Privileg der Frauen, auch zahlreiche ältere Männer kämpfen gegen entstellenden Borstenwuchs aus den Ohren oder Nasenlöchern.

Was Sie selbst tun können

▸ Auszupfen ist die beste und preiswerteste Methode zum Entfernen einzelner Haare.

▸ Arabische Methode: Einen Esslöffel Honig und den Saft von einer halben Zitrone erhitzen und möglichst heiß auf die behaarte Haut auftragen. Die Paste eintrocknen lassen und nach dem Erkalten mit den Fingerspitzen abreiben.

▸ Bleichen mit zehnprozentigem Wasserstoffperoxid (aus der Apotheke): Die Bleiche greift das Haar an, und es wird teilweise so brüchig, dass es sich mit den Fingern abrubbeln lässt. Vorsicht, die Methode kann die Haut reizen. Frauen mit empfindlicher Haut sollten vor der Anwendung ein wenig von der Lösung in die Armbeuge geben, um etwaige allergische Reaktionen beizeiten zu erkennen. Wenn sich nach einer halben Stunde keine Rötung zeigt, können Sie die Behandlung im Gesicht riskieren.

▸ Enthaarungscreme: Wirkt zuverlässig, kann aber Hautreizungen auslösen. Testen Sie die Verträglichkeit des Produkts wie oben beschrieben in der Armbeuge.

▸ Im Kosmetikstudio: Epilation mit Kalt- oder Warmwachs. Das tut anfangs etwas weh, doch mit der Zeit lässt die Schmerzempfindlichkeit der Haut in diesem Bereich nach. Der Behandlungserfolg hält bis zu vier Wochen an.

▸ Als permanente Lösung bieten Kosmetikstudios auch die Elektro- oder Dauerepilation an. Dabei führt die Kosmetikerin eine so genannte Diathermienadel in den Haarkanal ein, über die ein schwacher Stromstoß zur Haarwurzel geleitet wird, um sie zu zerstören. Die Behandlung ist schmerzhaft und langwierig zugleich. Oft kommt es vor, dass der Stich nicht direkt in die Wurzel trifft oder das Haar nicht zum richtigen Zeitpunkt des Wachstumszyklus erwischt wird, so dass die Prozedur mehrere Male wiederholt werden muss.

Es hat keinen Sinn, dunklen Flaum auf der Oberlippe mit Make-up zu »übertünchen«. Je nach Beleuchtung fallen die kleinen Härchen auf diese Weise nur noch mehr auf.

▸ Hautärzte und Kliniken arbeiten neuerdings mit dem so genannten gepulsten Farbstofflaser, einer Technik, die kaum schmerzt und bei
der nur wenige Sitzungen notwendig sind. Das Gerät ist sehr teuer,
daher wird die Methode nur selten angeboten.

Gelenkschmerzen

Zu den typischen Beschwerden während der Wechseljahre gehören
wandernde Gelenkschmerzen, die an Rheuma erinnern. Sie sind kein
Hinweis auf Osteoporose (siehe eigenes Stichwort), sondern auf
zweierlei Gründe zurückzuführen. Zum einen werden die Gelenkhäute
durch das Absinken des Östrogenspiegels nicht mehr so gut mit Flüssigkeit versorgt. Zum anderen kommt es zu einer vermehrten Freisetzung bestimmter Substanzen (Interleukin I und VI), die das Immunsystem regulieren und die entzündungsähnliche Symptome
hervorrufen können.

Was Sie selbst tun können

▸ Bewegen Sie sich regelmäßig. Das hält die Gelenke mobil und
beugt auch der Osteoporose vor. Optimal sind Schwimmen und Walking. Auch ein meditatives Bewegungsprogramm (Tai Chi, Qi Gong,
Yoga) kann helfen, Gelenkschmerzen zu lindern.

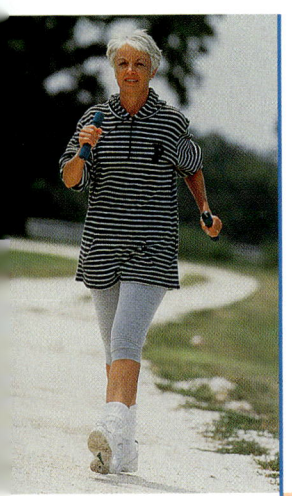

*Es muss ja
nicht gleich ein
Marathon sein.
Regelmäßig
flottes Gehen
reicht zur Vor-
beugung von
Gelenkbe-
schwerden.*

Wann Sie medizinischen Rat suchen sollten

Bei roten, heißen und geschwollenen Gelenken, starken Schmerzen, ein-
geschränkter Bewegungsfähigkeit oder der Entstehung von Knoten und
Verformungen an Finger- oder Fußgelenken sollten Sie zum Arzt gehen.
Solche Symptome weisen auf Erkrankungen hin, die nicht mit den Wechseljahren in Zusammenhang stehen.

▶ Die so genannte Feldenkrais-Methode ist ein schonendes System zur Optimierung der Bewegungsabläufe und Verbesserung der Gelenkigkeit. Entsprechende Kurse werden von manchen Heilpraktikern und Physiotherapeuten sowie von Volkshochschulen angeboten.

▶ Eine ungesunde, zu säurehaltige Ernährung trägt zur Verschlimmerung der Symptome bei. Steigen Sie auf Vollwertkost um. Essen Sie möglichst vegetarisch, und meiden Sie auf jeden Fall purinhaltige Nahrungsmittel wie beispielsweise Innereien.

▶ Einreibungen mit Arnika- oder Johanniskrautöl (Reformhaus oder Apotheke) bringen Linderung bei akuten Beschwerden.

▶ Eine Nahrungsergänzung mit Aloe-vera-Saft verbessert die Flüssigkeitsversorgung der Gelenke und wirkt der Entzündungsneigung entgegen (2-mal täglich 50 bis 60 Milliliter Aloe-vera-Saft mit Fruchtsaft verdünnt trinken).

Hämorrhoidalleiden

Bei Frauen in den Wechseljahren kommt es manchmal zu einem Blutandrang im Unterbauch, was zu Blutstau in den Hämorrhoiden (knötchenförmige Gefäßpolster unter der Analschleimhaut) und den typischen Begleitsymptomen führen kann.

Auch die mit zunehmendem Alter nachlassende Festigkeit des Bindegewebes begünstigt die Vergrößerung der lästigen, meist schmerzhaften Gefäßpolster. Brennende Schmerzen und Juckreiz im Analbereich müssen jedoch nicht zwangsläufig ein Hinweis für ein Hämorrhoidalleiden sein.

Den Hintergrund solcher Symptome kann beispielsweise auch ein anales Ekzem bilden, wie es infolge von Unverträglichkeit bestimmter Nahrungsmittel, Pilzinfektionen im Darm oder auch übertriebenem Waschen mit aggressiven Waschsubstanzen entstehen kann.

Hämorrhoiden gehören zu den »peinlichen« Leiden, die man nicht gerne dem Arzt vorführt. Bei Verdacht sollte man aber unbedingt ärztlichen Rat suchen, um gefährlichere Ursachen der Beschwerden auszuschließen.

Mit dem Absinken des Östrogenspiegels verliert das Gewebe im Beckenbodenbereich allmählich an Festigkeit. Dies begünstigt die Vergrößerung der unangenehmen Gefäßknötchen. Eine speziell auf die Kräftigung der Muskulatur in dieser Zone ausgerichtete Gymnastik gehört mit zu den besten Vorbeugungsmöglichkeiten (siehe Seite 119).

Was Sie selbst tun können

▸ Ballaststoffreiche Kost mit viel Obst, Gemüse, Kartoffeln und Vollkornprodukten essen. Während der Nahrungsbrei den Darm passiert, saugen sich die darin enthaltenen Faserstoffe mit Wasser voll, was zu rascherer Stuhlentleerung führt. Meiden Sie Fastfood und Fertignahrung, denn beidem fehlen die Ballaststoffe, die den Darm auf Trab halten.

▸ Möglichst wenig Alkohol trinken, denn Alkohol weitet die Gefäße und begünstigt so die Vergrößerung von Hämorrhoiden.

▸ Regelmäßig Aloe-vera-Saft trinken (2-mal täglich etwa 30 Milliliter). Das erleichtert den Stuhlgang und regt gleichzeitig die Selbstheilungskräfte des Organismus an.

▸ Bei Entzündungen im Analbereich scharf gewürzte Speisen meiden, denn die reizen die Haut zusätzlich und können brennende Schmerzen verursachen.

▸ Übergewicht abbauen. Überflüssige Pfunde stellen eine Belastung für die Gefäße dar.

▸ Im Analbereich auf perfekte Hygiene achten, um das Entzündungsrisiko zu reduzieren. Verzichten Sie aber auf den Einsatz aggressiver Waschsubstanzen.

▸ Regelmäßig Sport treiben. Das kräftigt die Gefäße und regt den Blutabfluss an.

Herz-Kreislauf-Erkrankungen

Während jüngere Frauen laut Statistik ein erheblich geringeres Risiko für Herzinfarkt und Schlaganfall tragen als gleichaltrige Männer, nimmt die Erkrankungshäufigkeit mit den Wechseljahren deutlich zu. Ein Grund dafür ist auch die nachlassende Produktion von körpereigenen Östrogenen. Das weibliche Hormon begünstigt den

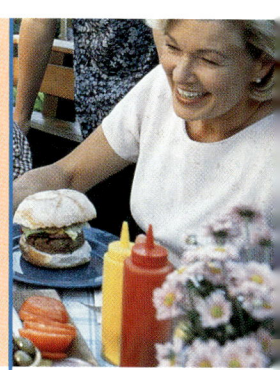

Auf Nummer sicher – Gesundheits-Check-up

Wenn sich mit den Wechseljahren Beschwerden wie Herzrasen und Kreis-laufstörungen einstellen, bedeutet dies keineswegs, dass Sie an einer lebensbedrohlichen Krankheit leiden müssen. Erscheinungen wie diese sind in der Regel harmlos und verschwinden nach einiger Zeit von allein. Lassen Sie sich aber zur Sicherheit von Ihrem Arzt durchchecken, um andere Ursachen auszuschließen.

Zucker- und Fettstoffwechsel und wirkt damit Ablagerungen in den Blutgefäßen (der so genannten Arteriosklerose) entgegen. Neben solchen rein körperlichen Ursachen spielen aber gerade bei der Entstehung von Herz-Kreislauf-Erkrankungen auch zahlreiche andere Faktoren eine wichtige Rolle.

Auch wenn's gut schmeckt – häufige Ernährungssünden verzeiht der Körper nur nach und nach.

Die Rolle des Cholesterin

Cholesterin gehört ebenso wie die so genannten Triglyzeride zu den Blutfetten, von denen der Organismus eine gewisse Menge braucht, um Energie zu gewinnen und Hormone und Vitamin D herzustellen. Es gibt zwei Arten von Cholesterin: LDL (low density lipoproteins), das sich bei übermäßigem Vorkommen im Blut an den Gefäßwänden ablagert, und HDL (high density lipoproteins), das auch als gutes Cholesterin bezeichnet wird. Je mehr davon zur Verfügung steht, desto besser wird überschüssiges LDL-Cholesterin abgebaut.

Ein Risikofaktor für alle?

In der Vergangenheit wurde dem Cholesterin oft die Hauptschuld an Arteriosklerose und Herzinfarkt zugeschrieben. Inzwischen betrachten Fachleute die Sache jedoch weitaus differenzierter. Demnach tra-

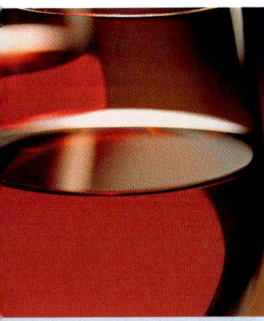

Ein Glas Rotwein fördert die Durchblutung und schützt die Gefäße. Tun Sie sich auf diese Weise aber nur in Maßen Gutes. Je mehr, umso besser, lautet dafür die Devise bei der Verwendung von Olivenöl.

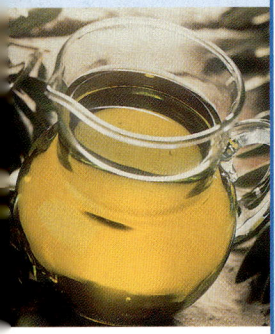

Die essenziellen Fettsäuren machen Oliven so wertvoll.

gen junge Frauen mit einem insgesamt zu hohen Cholesterinspiegel ein leicht erhöhtes Herzinfarktrisiko (wenngleich sie dank der Schutzwirkung des Östrogens immer noch seltener erkranken als gleichaltrige Männer). Mit zunehmendem Alter aber scheint dieser Blutfettwert eine immer geringere Rolle zu spielen. Bei Frauen über 65 ist die so genannte Hypercholesterinämie – wie Mediziner den erhöhten Gesamtcholesterinspiegel nennen – nicht mehr als Risikofaktor nachweisbar.

Anders sieht es mit dem »guten« HDL aus. Eine zu niedrige Konzentration erhöht die Erkrankungsgefahr bis ins hohe Alter. Rein statistisch gesehen tragen Frauen mit einem HDL-Wert unter 50 mg/dl (Milligramm pro Deziliter Blut) ein um 100 Prozent (!) höheres Infarktrisiko als Frauen mit Werten über 60 mg/dl.

Das »französische Paradoxon«

Kaum ein Volk widersetzt sich so hartnäckig dem Gesundheitskult wie die Franzosen. Schweißtreibendes Joggen ist ebenso wenig ihre Sache wie das lästige Zählen von Kalorien.

Dennoch ist einer umfassenden Studie der WHO zufolge die Herzinfarktrate in keinem Land so niedrig wie ausgerechnet in Frankreich. Im Süden, wo traditionell mit viel Gemüse, frischen Kräutern und Olivenöl gekocht wird, treten Herzinfarkte am seltensten auf. Wie sich herausstellte, ist gerade die mediterrane Kost dazu angetan, den Anteil des »guten« HDL-Cholesterins zu erhöhen. Auch maßvoller Weingenuss, wie er in südlichen Breiten üblich ist (bei Frauen nicht mehr als ein bis zwei Gläser täglich), erweist sich als durchaus positiv: Er fördert die Durchblutung, übt eine Schutzwirkung auf das Gefäßsystem aus und senkt damit wiederum das Herzinfarktrisiko. Die niedrigere Erkrankungsrate der Franzosen ist also letztendlich gar nicht so paradox.

Was Sie selbst tun können

▸ Rauchen Sie nicht. Nikotin ist ein Gefäßgift.

▸ Beugen Sie mit gesunder Ernährung der Arteriosklerose vor. Zur langfristigen Stärkung der Gefäße sollten Sie besonders auf die ausreichende Zufuhr von Vitamin C achten. Wenn Sie an Bluthochdruck leiden, sollten Sie außerdem den Salzkonsum einschränken.

▸ Integrieren Sie durchblutungsfördernde Lebensmittel in Ihren Speiseplan. Dazu gehören Zwiebeln, Knoblauch, Lauch, Paprika, Pfeffer, Chilli sowie alle anderen scharfen Gewürze und Kräuter.

▸ Vermeiden Sie Dauerstress. Permanente mentale und körperliche Überforderung treibt den Blutdruck in die Höhe und stellt eine Belastungsprobe für das Herz dar. Wenn Sie den ganzen Tag über Hektik haben, brauchen Sie zumindest abends und an den Wochenenden Ruhe und Entspannung (siehe dazu auch Seite 147ff.).

▸ Verschaffen Sie sich regelmäßig ausreichend Bewegung. Schwimmen, Walking und Radfahren sind besonders gut zur Herzstärkung geeignet. Optimal sind auch Bergwanderungen, da durch den Höhenaufenthalt die Herzleistung nachhaltig verbessert wird.

▸ Schlafen Sie ausreichend. Ihr Herz braucht die Ruhephasen, um sich zu regenerieren.

Hitzewallungen

Im Rahmen der Hormonumstellung kommt es gelegentlich zu einer unmotivierten Anregung des Temperaturzentrums im Gehirn, das daraufhin fälschlicherweise die Botschaft weiterleitet: »Körpertemperatur zu hoch. Kühlmechanismen aktivieren.« Um den so bestellten Kühleffekt zu bewirken, schaltet der Körper auf vermehrte Schweißabsonderung um, denn Schwitzen schafft Verdunstungskälte. Nachts kann es unter dem zusätzlichen Einfluss der Bettwärme zu derart

Frauen sind seltener von Herzinfarkten betroffen als Männer, haben aber eine schlechtere Überlebensrate. Man vermutet als Ursache, dass ältere Frauen durch ihre höhere Lebenserwartung häufiger allein leben als Männer und oft niemanden haben, der rechtzeitig Hilfe holen kann.

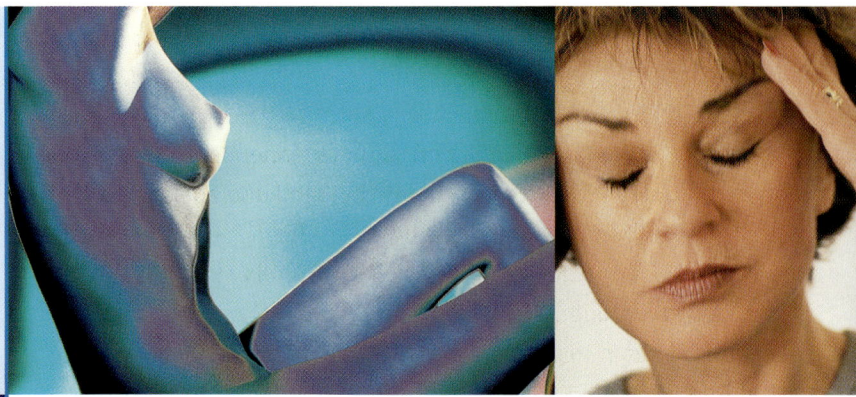

Eine homöopathi-
sche Behandlung
geht nie schnell.
Bevor die therapeu-
tischen Mittel aus-
gewählt werden,
findet eine ausführli-
che Befragung
durch den Heilprak-
tiker statt.

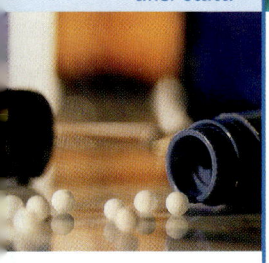

heftigen Schweißausbrüchen kommen, dass das Nachthemd regelrecht am Körper klebt. Wird man gar jede Nacht über einen längeren Zeitraum gleich von mehreren solchen Attacken heimgesucht,
ist an einen ruhigen, erholsamen Schlaf kaum noch zu denken.

Temperaturausgleich mit Homöopathie

Eine der Stärken der Homöopathie (siehe Seite 45f.) besteht darin,
die Auswahl der Mittel exakt auf die seelische und körperliche Befindlichkeit des Einzelnen abzustimmen. Anstatt eine Substanz für ein
bestimmtes Beschwerdebild auszuwählen, lässt sich die Homöopathie von der individuellen Situation des Betroffenen zum richtigen
Präparat hinführen. Gerade in dieser Vorgehensweise liegt der Grund,
warum die Homöopathie bei klimakterischen Beschwerden wie den
Hitzewallungen so erfolgreich eingesetzt werden kann.

*Schmerzen
überall müssen
nicht sein –
Wechseljahre-
beschwerden
können auch
homöopathisch
gelindert
werden.*

Die wichtigsten Arzneien

▶ Lachesis: Häufig auftretende Hitzewallungen. Berührung (eng sit-
zende Kleidungsstücke) und Hitze (überheizte Räume, Sonne) werden als unangenehm empfunden. Schwierigkeiten, nach dem Schla-

fen wieder munter zu werden. Ruhelosigkeit, Reizbarkeit gepaart mit Rededrang. Gefühl, unter Druck zu stehen und »aus der Haut fahren« zu wollen.

▸ Sulfur: Hitzewallungen mit dem Gefühl brennender Hitze am Kopf, an Händen und Füßen. Bedürfnis, die heißen Füße aus dem Bett zu strecken. Morgendliche Magenschwäche. Plötzliche Hungerattacke am späten Vormittag. Lust auf Süßes. Empfindlichkeit gegen Hitze und starke Anstrengungen. Langes Stehen wird als erschöpfend empfunden, Liegen hingegen tut gut. Schwanken zwischen Hyperaktivität und Trägheit. Neigung zur Ichbezogenheit und Ungeduld anderen Menschen gegenüber.

▸ Sepia: Hitzewallungen mit Schweißausbrüchen, die ein Gefühl der Schwäche hinterlassen. Neigung zu Ohnmachtsanfällen und Morgenübelkeit. Überempfindlichkeit und Reizbarkeit. Allgemeines Gefühl der Erschöpfung. Ungeduld, überkritisches Verhalten anderen Menschen gegenüber und Zornesausbrüche wechseln sich mit einem Gefühl der Gleichgültigkeit ab, mit Niedergeschlagenheit und der Neigung zu häufigem Weinen.

Die Selbstmedikation ist schwierig

Neben diesen Einzelmitteln gibt es zahlreiche homöopathische Komplexmittel (d. h. Arzneikombinationen), die ebenfalls sehr erfolgreich gegen Hitzewallungen und Schweißausbrüche eingesetzt werden können. Der Erfolg einer Therapie mit solchen Naturheilmitteln hängt ganz davon ab, ob es gelingt, die richtige Auswahl zu treffen und genau die Substanz zu finden, auf die Ihr Körper anspricht. Aus diesem Grund ist eine Selbstmedikation meist schwierig. Wenn Sie nach einer schonenden Behandlungsform suchen, um Ihre Hitzewallungen in den Griff zu bekommen, empfiehlt sich ein Besuch beim Heilpraktiker oder naturheilkundlich arbeitenden Arzt.

Auch wenn die Wirkungsweise homöopathischer Arzneien durch empirisch-wissenschaftliche Methoden nicht nachweisbar ist, belegen z. B. die guten Erfolge der Homöopathie in der Tiermedizin, dass es sich nicht um reine Plazeboeffekte handeln kann.

Was Sie meiden sollten

▸ Stress und Aufregung können Hitzewallungen ebenso verstärken wie seelische Belastungen, Ängste und Sorgen.

▸ Kaffee, schwarzer Tee und Alkohol treiben den Blutdruck in die Höhe und können auf diese Weise heiße Wellen auslösen. Außerdem können sie das Herzklopfen verstärken.

▸ Scharfes Essen, besonders abends, wirkt ausgesprochen anregend und könnte bewirken, dass Sie nachts schweißgebadet aufwachen.

▸ Starkes Make-up schließt die Haut von der Luft ab und verstärkt das Wärmegefühl noch zusätzlich.

Dramatisieren Sie Hitzewallungen nicht unnötig. Ängstliche Aufregung und der Wunsch, die unliebsamen Schweißausbrüche zu unterdrücken, verstärken die Symptome oft nur noch.

Was Sie selbst tun können

▸ Erhöhen Sie die Zufuhr von Vitamin C und Kalzium, beide sind wirksam gegen Hitzewallungen. Gute Kalziumquellen sind z. B. Senf, Löwenzahn, Kresse, Mandeln und Sesam.

▸ Gleichen Sie hormonelle Schwankungen mit hormonaktiven Tees aus (siehe Seite 40f.).

▸ Üben Sie regelmäßig Entspannungstechniken (siehe Seite 147f.), um Stress abzubauen und auf diese Weise die Häufigkeit und Intensität der Hitzewallungen zu verringern.

▸ Wählen Sie lockere, leichte, schweißdurchlässige Kleidung aus Naturfasern, und ziehen Sie anstelle eines warmen Pullovers lieber mehrere dünne Kleidungsstücke übereinander an, damit Sie sich bei Bedarf Luft machen können.

▸ Wechseln Sie nach dem Abklingen der Hitze möglichst die Wäsche, um Erkältungen zu vermeiden. Denken Sie daran, auch an den Arbeitsplatz einen Satz Reservekleidung mitzunehmen.

▸ Verschaffen Sie sich mit Aromatherapie Kühlung: Lauwarmes Wasser mit ein paar Tropfen ätherischem Pfefferminzöl versetzen, ein kleines Handtuch eintauchen, auswringen und auf die heißen Hautpartien auflegen. Nach dem Abnehmen der Kompresse nicht abtrocknen, um zusätzlich die Verdunstungskälte zu nutzen. Eine Kompresse oder Gesichtsdusche mit kaltem Kamillentee oder Aloe-vera-Saft erfüllt denselben Zweck. Bei sehr trockener Haut vorher etwas Mandelöl aufs Gesicht auftragen.

Inkontinenzbeschwerden

Wenn das Gewebe des unteren Harntrakts mit zunehmendem Alter und dem Absinken des Östrogenspiegels nach und nach an Elastizität und Haltekraft verliert, kann es zu einem höchst lästigen Symptom kommen: dem unwillkürlichen Harnabgang.

Da bei Frauen der Blasenschließmuskel anders als bei Männern nicht direkt am Harnausgang sondern im oberen Drittel der Harnröhre liegt, schließt die Blase ohnehin nicht so fest. Mit dem Dünnerwerden der Schleimhaut lässt die Verschlusswirkung noch einmal nach.

Drei Arten von Inkontinenz

▸ Dranginkontinenz ist auf eine erhöhte Spannung der Blasenwand zurückzuführen. Sie sorgt dafür, dass sich die Blase schon auf geringe Reize hin mit unvermittelt einsetzendem und sehr heftigem Harndrang bemerkbar macht. Den Hintergrund dieser Beschwerden bildet in den meisten Fällen eine Störung der Muskel- oder Nervenaktivität der Blase oder Harnröhre.

▸ Stress- oder Belastungsinkontinenz tritt auf, wenn der Schließmuskel nicht mehr ganz fest schließt, wie dies beispielsweise bei einer Gebärmuttersenkung oder nach schweren Geburten der Fall sein kann. So kann es schon bei Erhöhung des Blasendrucks zu Harnverlust kommen – vor allem beim Husten, Lachen oder Niesen oder auch bei körperlicher Belastung.

Inkontinenzbeschwerden werden oft schamhaft verschwiegen. Mangelnde Kontrolle über den Urinabgang ist aber ein bei Männern und Frauen gleichermaßen verbreitetes Leiden, dem bei frühzeitigen Maßnahmen oft abgeholfen werden kann.

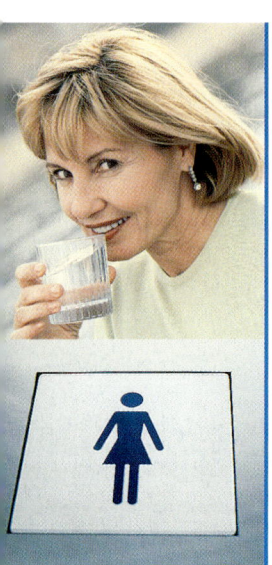

▸ Bei etwa 30 Prozent aller Fälle liegt eine kombinierte Stress- und Dranginkontinenz vor.

Für die Behandlung ist eine möglichst genaue Unterscheidung der drei Formen wichtig. In der urologischen Praxis oder in den Fachambulanzen der Frauenkliniken wird dazu eine so genannte urodynamische Untersuchung durchgeführt.

Was Sie selbst tun können

▸ Regelmäßiges Beckenbodentraining ist das beste Mittel gegen das Erschlaffen des Blasenschließmuskels (siehe Seite 118ff.). Es kann auch Linderung bringen, wenn Sie bereits Beschwerden haben.

▸ Sorgen Sie mit einer gesunden, ballaststoffreichen Basiskost für eine gute Verdauung, denn Blähungen und Verstopfungen drücken auch auf den Beckenboden und die Blase.

▸ Vor körperlicher Anstrengung oder längeren Unternehmungen, bei denen keine Toilette in schnell erreichbarer Nähe ist, empfiehlt es sich, wenig zu trinken. Kaffee oder Schwarztee sollten Sie ganz meiden, denn beide wirken zusätzlich harntreibend.

▸ Treten die Inkontinenzbeschwerden im Zusammenhang mit einer Harnröhrenreizung oder auch starker Scheidentrockenheit auf, können vaginale Anwendungen von Vitamin-E-haltigen Ölen (Weizenkeimöl) oder Östrogensalben Linderung bringen.

Das sichere Wissen um die nächste Toilette ist für manche Frauen notwendige Bedingung für das Verlassen der eigenen vier Wände.

Konzentrationsstörungen

Es besteht eine enge Wechselwirkung zwischen Östrogenen und den Stresshormonen und Botenstoffen des Nervensystems. Schwankt der Anteil der weiblichen Hormone im Blut, kann das die Konzentration erschweren und zu gelegentlicher Zerstreutheit führen. Dann kann es schon einmal vorkommen, dass Sie z. B. in die Küche gehen,

KONZENTRATIONS-
STÖRUNGEN

um sich ein Joghurt aus dem Kühlschrank zu holen, und sich bei der Ankunft dort nicht mehr erinnern, wozu Sie eigentlich hergekommen sind, oder dass Sie die Kartoffeln doppelt oder gar nicht salzen.

Die schnellen Botenstoffe

Östrogene sind nicht die einzigen Hormone, die das Gedächtnis beeinflussen. Eine ebenso wichtige Rolle spielen die so genannten Neurotransmitter. Das sind Nervenreiz- und Signalstoffe, die in Bläschen in Nerven- und Gehirnzellen produziert und über die Nervenbahnen transportiert werden. Damit sind sie wesentlich schneller als die Botenstoffe, die über die Blutbahn weitergeleitet werden.

Hochwertige Öle stärken das Gedächtnis

Die bekanntesten Neurotransmitter sind Noradrenalin, Serotonin, Dopamin und Azetylcholin. Letzteres ist für die Konzentrationsfähigkeit und ein gutes Gedächtnis von besonderer Bedeutung. Es wird mit Hilfe des Cholinazetylase-Enzyms aus Cholin (einem Vitamin der B-Gruppe) hergestellt, das besonders reichlich in Nüssen, Fisch, kaltgepressten Pflanzenölen, Nachtkerzenöl und Sojalezithin vorkommt.

Was Sie selbst tun können

▶ Als extrem komplexes Organ ist unser Gehirn besonders auf eine optimale Nährstoffversorgung angewiesen. Eine gesunde, vitalstoffreiche Ernährung ist also auch für die Konzentrationsfähigkeit wichtig (Ernährungstipps siehe Seite 62ff.).

▶ Anders als andere Körperzellen, die ihren Energiebedarf mit Fett oder Eiweiß decken können, braucht das Gehirn die besonders schnell »verbrennbare« Glukose. Um eine gleichbleibende Versorgung mit dieser einfachsten Zuckerform zu gewährleisten, sollten Sie nicht etwa Süßes essen. Der darin enthaltene Zucker wäre viel zu schnell lös-

Gehen Sie nicht zu hart mit sich ins Gericht, wenn Sie gelegentlich etwas vergessen oder sich schlecht konzentrieren können. Das passiert auch Jüngeren immer wieder, denen noch nicht Schreckgespenster wie »Alzheimer« oder »Demenz« dabei im Kopf herumgeistern.

lich, um den Glukosespiegel nachhaltig stabil zu halten und auf ein rasches Hoch der Konzentration folgt bald ein neues Tief. Komplexe Kohlenhydrate (z. B. in Vollkornprodukten, Naturreis, Obst und Gemüse) sorgen für eine stabile Energiebilanz und entsprechend gute Konzentrationsleistungen: Die darin enthaltene Glukose wird von den Verdauungsenzymen in einem lang andauernden Prozess nach und nach freigesetzt und den Gehirnzellen in stetigem Strom zugeführt.

▶ Das Gehirn braucht viel Sauerstoff. Gehen Sie täglich eine Stunde lang in möglichst sauerstoffreicher Luft spazieren (z. B. im Wald), oder betreiben Sie intensiv Sport. Auch Kältereize wie Wechselduschen oder kneippsche Bäder verbessern die Durchblutung und damit die Sauerstoffversorgung des Gehirns.

▶ Trainieren Sie Ihr Gehirn regelmäßig. Ohne geistige Herausforderung nimmt seine Leistungsfähigkeit schnell ab. Fehlende Reize und Anregungen lassen den Denkapparat schon bald träge und unflexibel werden.

> Zahlreiche Untersuchungen bestätigen, dass es auch im Alter durchaus möglich ist, etwas Neues zu erlernen und dass das Gehirn von geistig aktiven Senioren deutlich länger leistungsfähig bleibt.

Kopfschmerzen

Manche Frauen, die jahrelang an chronischer Migräne und Kopfschmerzen litten, erleben die Wechseljahre als regelrechte Befreiung, denn die Hormonumstellung bringt ihre Symptome plötzlich zum Verschwinden. Bei anderen können die Beschwerden allerdings auch erst durch das Klimakterium ausgelöst werden.

Verschiedene Ursachen und Symptome

▶ Spannungskopfschmerzen machen sich in der Regel im Stirn- und Nackenbereich bemerkbar. Sie entstehen im Gefolge von Stress und Muskelverspannungen, stehen also in keinem direkten Zusammenhang zur hormonellen Umstellung.

▸ Migräne ist ein anfallartig auftretender, meist einseitiger, starker Kopfschmerz, der sich bei manchen Frauen mit Sehstörungen und einem Taubheitsgefühl oder Kribbeln in den Gliedmaßen ankündigt. Meist wird er von Übelkeit begleitet. Die genauen Ursachen konnten bislang noch nicht eindeutig geklärt werden. Vermutlich steht jedoch eine Nervenentzündung im Hintergrund, die für eine extreme Erweiterung der Blutgefäße im Gehirn sorgt. Mögliche Auslöser für die unangenehmen Schmerzattacken sind Alkohol (ganz besonders Rotwein), Stress, Lärm, Licht, bestimmte Nahrungsmittel (z. B. Schimmelkäse), manche Wetterphänomene, aber auch Östrogene. Reduziert sich mit den Wechseljahren der Anteil an weiblichen Hormonen im Blut, kann dies die Migräne zum Verschwinden bringen.

▸ Es gibt aber auch den umgekehrten Fall: Manche Frauen leiden unter so genannten Hormonentzugskopfschmerzen, die durch das Absinken des Östrogenspiegels hervorgerufen werden. Sie treten oft kurz vor der Periodenblutung auf. Durch den zyklisch bedingten Östrogenabfall wird ein chemischer Botenstoff im Gehirn aktiviert, der benachbarte Blutgefäße erweitert, Nervenendigungen reizt und Muskelkrämpfe auslöst.

▸ Mit zunehmendem Alter werden außerdem in der Gebärmutter mehr Prostaglandine produziert, die ebenfalls Menstruationskopfschmerzen auslösen können.

Kopfschmerzen durch Ersatzöstrogene

Als unerwünschte Begleiterscheinung der Hormonersatztherapie können sich bei manchen Frauen chronische Kopfschmerzen entwickeln. Sie treten vor allem dann auf, wenn Östrogen und Progesteron im zyklischen Wechsel eingenommen werden und sich der Hormonspiegel dadurch jedes Mal verändert. Der Umstieg auf eine kontinuierliche Therapieform, bei der tagtäglich dieselbe Hormon-

Gehirn und Nerven beziehen ihre Energie aus dem Einfachzucker Glukose. Süßigkeiten sind aber dennoch nicht als Gehirnnahrung geeignet. Im Übermaß gegessen führen sie zu einer verstärkten Insulinausschüttung und damit zu einer Senkung des Blutzuckerspiegels. Dadurch kann der Denkapparat nicht mehr ausreichend mit seinen wichtigsten Energiestoffen versorgt werden.

Wenn Sie unter chronischen oder besonders heftigen Kopfschmerzen leiden, ist auf jeden Fall ein Besuch beim Arzt notwendig, um sicherzugehen, dass keine ernstliche Erkrankung im Hintergrund steht. Nehmen Sie ohne Rücksprache mit Ihrem Arzt nicht über längere Zeit hinweg Schmerzmittel ein.

dosis genommen wird, kann die Symptome meist zum Verschwinden bringen. Auch die Einnahme der Antibabypille kann diese Art der Östrogenmangelmigräne hervorrufen, die immer in der Pillenpause auftritt. Hier ist es unter Umständen sinnvoll, generell auf eine andere Verhütungsmethode umzusteigen.

Die Nackenmuskeln gezielt entspannen

Wenn Sie zu Spannungskopfschmerzen neigen, können Sie mit spezieller Gymnastik zur Lockerung der Nackenmuskulatur vorbeugen. Manchmal können Sie sich damit sogar bei akuten Schmerzattacken Linderung verschaffen.

Entspannungstraining für den Nacken

▸ Im akuten Fall: Stellen Sie sich aufrecht hin, und schließen Sie die Augen. Konzentrieren Sie sich eine Zeit lang ganz bewusst auf Ihren Atem. Ziehen Sie nun die Schulterblätter ganz sanft nach hinten zusammen, und halten Sie diese Position ein paar Atemzüge lang. Wenn Sie das Gefühl haben, dass Ihnen die Übung gut tut, kann sie mehrmals wiederholt werden.

▸ Vorbeugend: Verschränken Sie die Hände im Nacken, und drücken Sie leicht mit dem Hinterkopf dagegen, so dass sich die Nackenmuskeln anspannen. Achten Sie darauf, dass Sie dabei die Schultern nicht hochziehen. Die Spannung mehrere Atemzüge lang halten, dann bewusst loslassen.

▸ Vorbeugend: Den Kopf zur linken Seite neigen und gleichzeitig die rechte Schulter nach unten schieben. Dabei den Arm strecken und die Fingerspitzen nach oben ziehen, bis Sie eine starke Dehnung spüren. Die Spannung mehrere Atemzüge lang halten, dann bewusst loslassen. Die Übung auf der anderen Seite wiederholen.

Was Sie selbst tun können

▸ Bei akuten Schmerzattacken braucht der Körper Ruhe. Legen Sie sich ins Bett, und versuchen Sie zu schlafen. Bei Migräne hilft es, den Raum dabei abzudunkeln.

▸ Warme Umschläge mit ätherischen Ölen bringen Linderung bei Spannungskopfschmerzen: ein paar Tropfen Lavendel-, Melisse- oder Rosmarinöl in eine Schüssel mit heißem Wasser geben, ein kleines Handtuch eintauchen, gut auswringen und in den Nacken legen.

▸ Ebenfalls lindernd wirken kühlende Stirnkompressen und feste Nackenpolster.

▸ Bei akuten Spannungskopfschmerzen sollten Sie sich mit einem richtig dosierten Schmerzmittel (z. B. mit den Wirkstoffen Azetylsalizylsäure oder Parazetamol) Linderung verschaffen. Stundenlanges Leiden setzt dem Körper mehr zu als die möglichen Nebenwirkungen einer Kopfschmerztablette. Werten Sie den Anfall als Signal für ein erhöhtes Ruhebedürfnis, und legen Sie eine Pause ein, auch wenn der Schmerz nach Einnahme des Medikaments verflogen ist.

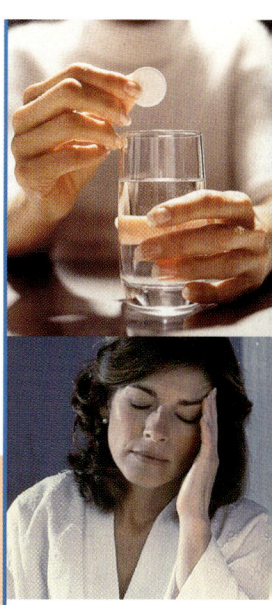

Abhängigkeitsbedingte Ursachen bei Kopfschmerzen

Wenn Kaffeefans ihrem geliebten Getränk plötzlich abschwören, kann es zu regelrechten Entzugserscheinungen kommen: Oft sind Kopfschmerzen, Depressionen und Schwindelgefühle die Folge. Reduzieren Sie also Ihren Konsum langsam über mehrere Wochen hinweg, oder steigen Sie schrittweise auf entkoffeinierte Sorten um.

Auch Schmerzmittelmissbrauch – besonders die Dauereinnahme von Medikamenten mit dem Wirkstoff Ergotamin – kann zu chronischen Kopfschmerzen führen.

Immer noch ein verkanntes Leiden – Migräne. Aber Tabletten nur im Ausnahmefall nehmen.

▸ Bei wiederkehrenden Schmerzen ist es wichtig, die Ursachen abzuklären und nach Möglichkeit auszuschalten. So können Sie verhindern, dass sich ein chronisches Leiden entwickelt.

▸ Eine Migräne ist nicht immer leicht in den Griff zu bekommen. Beginnende Attacken lassen sich manchmal mit heißem Wasser abfangen. Stellen Sie sich unter die Dusche, und lassen Sie den Brausekopf zwischen Nacken und Haaransatz kreisen.

In der Regel aber werden Sie kaum ohne Schmerzmittel auskommen. Die Pharmaforschung hat in den vergangenen Jahren eine Reihe neuer Präparate speziell gegen Migräne auf den Markt gebracht. Welches Präparat in Ihrem speziellen Fall am vielversprechendsten ist, kann Ihnen Ihr Arzt sagen.

> Häufige Migräneattacken können die Betroffenen zur Verzweiflung treiben: Das Leiden ist schier unerträglich, wird aber von der Umwelt kaum ernst genommen. Neuerdings gibt es aber einige neue Behandlungsansätze, nach denen Sie sich erkundigen sollten.

Mastopathien

In den meisten Fällen sind die in den Wechseljahren auftretenden Veränderungen der Brust gutartig.

Hat sich beispielsweise eine Zyste, ein Fibrom oder auch eine schmerzhafte Wassereinlagerung – also eine so genannte Mastopathie – gebildet, können Sie Ihre Beschwerden unter Umständen mit naturheilkundlichen Mitteln lindern. Schnelle Erfolge sind mit solchen Anwendungen jedoch nicht zu erzielen. Es kann drei bis vier Wochen dauern, bis sich eine Besserung einstellt, und nicht jede Methode wirkt bei jeder Frau gleich gut. Sie sollten also ausprobieren, womit Sie persönlich am besten zurechtkommen.

Was Sie selbst tun können

▸ Umschläge mit Tonerde zur Entgiftung und Entwässerung (während der Menstruation pausieren!): Die Tonerde in einem Gefäß aus Glas oder Porzellan mit Wasser ansetzen und ruhen lassen, bis eine homogene Masse entsteht, die direkt auf die betroffenen Stellen aufgetragen wird. Brustwarze aussparen. Dieselbe Tonerde nie für mehrere Anwendungen verwenden. Die Schmerzen können sich anfangs verschlimmern, bevor eine Besserung eintritt.

▶ Auflagen aus Kohlblättern, die zuvor in heißem Wasser eingeweicht werden. Sie wirken entgiftend und entwässernd.

▶ Umschläge mit Wegerich, Beinwell oder Lobelie.

▶ Warme Wickel mit Rizinusöl: Zellstofflappen tränken, auf die betroffene Stelle auflegen, mit Folie abdecken und mit einem Heizkissen oder einer Wärmflasche warm halten.

▶ Täglicher Verzehr von Seetang (z. B. Blasentang, etwa ein Teelöffel pro Tag genügt).

▶ Tee aus Mönchspfeffer, rotem Klee oder Veilchenblättern.

▶ Ein Tipp zur Vorbeugung: Bewegen Sie sich möglichst viel – am besten an der frischen Luft. Das aktiviert den Kreislauf, und ein gut durchbluteter Körper neigt weniger zur Bildung von Zysten und Wucherungen.

Osteoporose

In unserem Knochensystem finden lebenslang Auf- und Abbauprozesse statt. Dabei spielen zwei Zelltypen eine Rolle: die Osteoblasten (Aufbauzellen), die für den Aufbau der Knochenstruktur zuständig sind, und die Osteoklasten (Fresszellen), die Knochenmasse wieder auflösen. Dies hat nichts mit Verfallserscheinungen zu tun, sondern entspricht der körpereigenen Art, sich permanent zu regenerieren. Nur durch diesen ständigen Knochenumbau können beispielsweise Knochenbrüche heilen. In der zweiten Lebenshälfte gewinnt jedoch der Abbauprozess schrittweise die Oberhand, so dass der gesunde Organismus ca. 0,5 bis 1 Prozent seiner Knochenmasse verliert.

Jede Veränderung der Brust muss ohne Verzögerung ärztlich untersucht werden. Meist ist die Ursache harmlos, wenn aber nicht, ist die Früherkennung der lebensentscheidende Faktor.

Bei einer stark fortschreitenden Osteoporose ist oft die medikamentöse Therapie das einzig wirksame Gegenmittel (z. B. mit Bisphosphonaten oder Hormonen). Sie kommt aber nicht für jede Frau infrage und ist mit Risiken und Nebenwirkungen behaftet.

Das betrifft beide Geschlechter und ist nicht behandlungsbedürftig. Kritisch wird es erst, wenn das Gleichgewicht zwischen Osteoblasten und Osteoklasten gestört ist und mehr Knochenmasse verloren geht als nachgebildet werden kann. Dann werden die Knochen porös und die Gefahr von Brüchen steigt.

Hormone und der Knochenstoffwechsel

Wie generell an allen körperlichen Prozessen sind auch an der Knochenbildung Hormone beteiligt. Dabei spielen nicht nur die weiblichen, sondern auch die männlichen Geschlechtshormone eine Rolle. Letzteren kommt im Knochenaufbau eine wichtige Funktion zu, so dass Männer – deren Androgenspiegel generell höher ist – immer eine höhere Knochendichte haben als Frauen.

Das weibliche Östrogen ist in anderer Hinsicht von Bedeutung: Zum einen fördert es die Aufnahme von Kalzium aus der Nahrung und stellt dem Körper damit eine der wichtigsten Substanzen für den Knochenaufbau zur Verfügung. Zum anderen kurbelt es die Ausschüttung des Schilddrüsenhormons Kalzitonin an, das dafür sorgt, dass den Knochen nicht zu viel Kalzium entzogen wird.

So halten Sie Ihre Knochen fit

▸ Belasten Sie Ihr Skelett möglichst regelmäßig. Ein gezieltes Training ist mit die beste Möglichkeit zur Stärkung der Knochensubstanz. Optimal: Jogging mit Fuß- oder Handgewichten oder ein leichtes Hanteltraining.

▸ Essen Sie häufig Gemüse mit viel Kalzium, z. B. Grünkohl, Brokkoli, grüne Bohnen und Lauch. Kalzium ist wasserlöslich. Das Gemüse deshalb nur kurz waschen, nicht im Wasser liegen lassen und in möglichst wenig Wasser garen. Die Garflüssigkeit am besten mit verwenden (z. B. zur Zubereitung von Saucen). Manche Gemüsesorten enthalten zwar viel Kalzium, aber auch relativ hohe Mengen an Oxalsäure, die die Aufnahme des Mineralstoffs verhindert. Hierzu gehören z. B. Spinat und Mangold.

▶ Milch enthält zwar große Mengen Kalzium, gleichzeitig aber sehr viel Kaseineiweiß, das der menschliche Organismus nur schwer verarbeiten kann. Sauermilchprodukte wie Joghurt, Dickmilch oder Kefir sind bekömmlicher.

▶ Eine gute Kalziumquelle ist auch Mineralwasser. Wählen Sie eine Sorte mit viel Kalzium (etwa 500 Milligramm pro Liter) und wenig Natrium (maximal 50 Milligramm pro Liter).

▶ Tierische Fette behindern die Kalziumaufnahme. Reduzieren Sie nach Möglichkeit Ihren Fleischkonsum, und gehen Sie sparsam mit Butter und Sahne um.

Risikofaktoren für Osteoporose

▶ Helle Haut, blondes Haar, graziler Körperbau (Untergewicht)

▶ Kalziumarme Kost

▶ Vitamin-D-Mangel

▶ Rauchen

▶ Häufige Radikaldiäten

▶ Dauerbehandlung mit Kortison

▶ Operative Entfernung der Eierstöcke vor dem 40. Lebensjahr

▶ Frühe Menopause vor dem 40. Lebensjahr

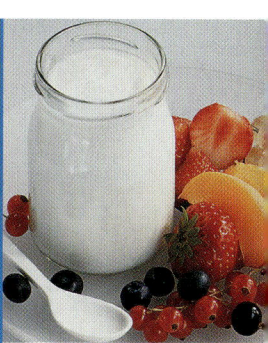

Mit Bewegung und gesunder Ernährung können Sie Osteoporose vorbeugen.

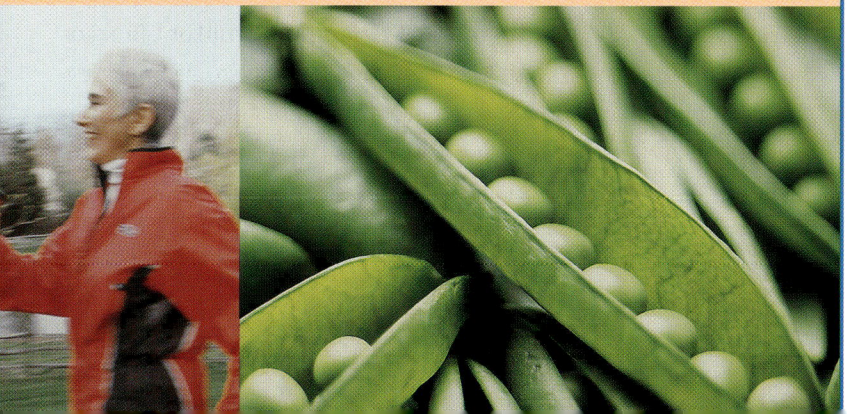

▸ Vitamin D spielt eine wichtige Rolle bei der Aufnahme von Kalzium über den Darm. Es wird unter Einfluss des Sonnenlichts aus Cholesterin gebildet. Halten Sie sich jeden Tag mindestens 20 Minuten im Freien auf. Dass Menschen im Süden seltener an Osteoporose erkranken, wird nicht zuletzt darauf zurückgeführt, dass ihre Haut intensiver der Sonne ausgesetzt ist und so kaum ein Vitamin-D-Mangel entsteht. Von außen können Sie Ihrem Körper das wertvolle Vitamin vor allem über Seefisch zuführen.

▸ Nehmen Sie keine Abführmittel. Sie entziehen dem Körper Kalzium. Auch ein Übermaß an Genussmitteln wie Alkohol, Koffein und Nikotin blockiert die Kalziumverwertung im Körper.

> Bei erhöhtem Osteoporoserisiko sollten Sie spätestens in den Wechseljahren Ihren Speisezettel bewusst auf die Vorbeugung abstimmen, auch wenn Sie noch keine akuten Krankheitssymptome haben.

Scheidenbeschwerden

Mit fortschreitendem Alter verkürzt und verengt sich die Vagina. Die Östrogenlücke lässt gleichzeitig die Schleimhaut in diesem Bereich dünner und empfindlicher werden.

Manche Frauen klagen zudem darüber, dass ihre Scheide bei sexueller Stimulation nicht mehr so feucht wird wie früher. Auch die Klitoris verändert sich: Sie wird kleiner, und die Vorhaut kann sich mit der Zeit unter Umständen so weit zurückziehen, dass sie vor Berührungen ungeschützt ist, was zu Schmerzen und Juckreiz führen kann.

Der schützende Laktobazillus

Neben dem Dünnerwerden der Scheidenschleimhaut können auch Defizite im Säurehaushalt der Scheide zu Problemen führen. Die Zahl der Milchsäurebakterien, die für seine Aufrechterhaltung zuständig sind, hängt nämlich ebenfalls von der Östrogenmenge ab. Ohne die schützenden Bakterien aber können sich Infektionen – auch Pilze – schneller ausbreiten. Sorgen Sie für Nachschub: Einen handelsüblichen Tampon in Biojoghurt tauchen und einführen. Als Alternative gibt es in der Apotheke Vaginalzäpfchen mit aktiven Kulturen dieser so genannten Döderlein-Bakterien.

Homöopathie kann helfen

Mit homöopathischen Mitteln lässt sich die Scheidentrockenheit in den meisten Fällen erfolgreich behandeln. Die wichtigsten sind:
▸ Belladonna: bei sehr schmerzhaft trockener und extrem empfindlicher Vagina
▸ Bryonia: bei Frauen, die sich generell ausgetrocknet fühlen (nicht nur die Scheide, sondern auch der Stuhl ist trocken)
▸ Lycopodium: bei Scheidentrockenheit gepaart mit sehr trockener Haut; steigert gleichzeitig das Selbstbewusstsein
▸ Natrium muriaticum: bei brennenden Schmerzen während des Liebesakts, Juckreiz an den äußeren Genitalien und Haarausfall im Schambereich

Es sollte sich herumgesprochen haben, aber immer noch ist übertriebene Intimhygiene mit Sprays und aggressiven Waschlotionen ein häufiger Grund für Scheidenbeschwerden. Selbst Mittel, die Sie früher vertragen haben, können die empfindlicher gewordene Schleimhaut reizen.

Lindernde Heilpflanzen

▸ Alchemilla vulgaris (Frauenmantel): Wirkt regenerierend auf die weiblichen Sexualorgane und hilft, die Scheidenschleimhaut gesund zu halten. Entweder als Tinktur (3-mal täglich 10 Tropfen) in etwas Wasser verdünnt oder als Tee (1 Hand voll Kräuter auf 1 Liter Wasser) einnehmen.
▸ Calendula (Ringelblume): Als verdünnte Tinktur lokal angewandt, wirkt sie heilend und lindernd bei Scheideninfektionen und Juckreiz. Kann auch als Tee getrunken werden (1 Teelöffel pro Tasse).
▸ Hamamelis (Zaubernuss): Wirkt dem Austrocknen der Scheidenschleimhaut und lästigem Juckreiz entgegen. 2-mal täglich 1Tasse Tee aus den Blättern bzw. der Rinde der jungen Triebe trinken (1 Teelöffel pro Tasse, 10 Minuten kochen).

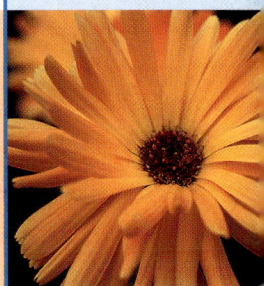

Ringelblumensalbe wird auch gerne zur Behandlung von schlecht heilenden Wunden verwendet.

Was Sie selbst tun können

▸ Dem Körper ausreichend Vitamin E zuführen, da dieses einen positiven Einfluss auf Entzündungen und Juckreiz im Genitalbereich hat. Sie finden es beispielsweise in Erdnüssen, Ölsaatkeimlingen, kaltgepressten Ölen und dem grünen Teil von Gemüse.

▸ Die Schleimhäute mit dem Wachstumsvitamin A stärken. Gute Quellen sind Fisch, Kopfsalat, Spinat, Karotten und Aprikosen.

▸ Mit den Vitaminen des B-Komplexes die Schleimhäute nähren. Vitamin B2 wirkt speziell gegen vaginalen Juckreiz. Empfehlenswert sind Bierhefe, Weizenkeime, Ölsaaten, Mandeln und Fisch.

▸ Bei akuten Beschwerden empfiehlt sich eine sechswöchige Kur mit Vitamin-E-Zäpfchen: jede Nacht ein Zäpfchen in die Scheide einführen. Das wirkt in der Regel noch besser als die östrogenhaltigen Cremes, die Schulmediziner bei wechseljahrebedingten Scheidenproblemen verschreiben – und ohne unangenehme Nebenwirkungen.

Depressive Verstimmungen gehen häufig mit allzu frühem Aufwachen einher. Manchmal ist es aber auch nur das allzu ausgedehnte Mittagsschläfchen, was schlaflose Stunden in der Nacht beschert.

Darauf sollten Sie achten

▸ Waschlappen sind der ideale Nährboden für Keime aller Art und damit einer der Hauptrisikofaktoren für Infektionen. Wenn Sie sich nicht mit der Hand waschen möchten: auf Einmalwaschlappen umsteigen oder herkömmliche Waschlappen nach Gebrauch in die Kochwäsche geben.

▸ Alkalische Seifen reduzieren den Säuregehalt der Scheide und erhöhen damit deutlich das Infektionsrisiko. Auch Intimsprays sind echte Killer für die Vaginalflora!

▸ Strumpfhosen und Unterwäsche aus Synthetikmaterialien sollten Sie meiden, sie schließen den Unterleib luftdicht ab und schaffen eine Art Treibhausklima, in dem die Keime, die die Vagina befallen können, hervorragende Wachstumsbedingungen finden.

▸ Die Vagina mit lokalen Anwendungen des ätherischen Öls von Salbei oder Zypresse geschmeidig halten (3 Tropfen pro Esslöffel eines neutralen Trägers wie Mandelöl).

▸ Reichlich Himbeerblättertee trinken. Der schmeckt gut und ist gleichzeitig ein wunderbares Stärkungsmittel für die Schleimhäute.

Schlaflosigkeit

Mit dem Älterwerden sind Änderungen im Schlafrhythmus völlig normal. In den Wechseljahren wird die Nachtruhe vieler Frauen zu dem von Hitzewallungen gestört. Auch hormonelle Schwankungen, wie sie vor allem in den frühen Morgenstunden auftreten, können die Nacht verkürzen und ein Gefühl der Erschöpfung und des Unausgeschlafenseins hinterlassen.

Was Sie selbst tun können

▸ Bei Einschlafproblemen kann ein warmes, koffeinfreies Getränk helfen. Die gute alte Milch mit Honig z. B. regt die Bildung von Melatonin an und fördert so die Schlafbereitschaft.

▸ Beruhigend und schlaffördernd sind auch Schlaftees mit Baldrianwurzel, Hopfen, Johanniskraut, Lavendel und Melisse. Trinken Sie ein bis zwei Tassen etwa eine Stunde vor dem Schlafengehen.

▸ Legen Sie sich ein Lavendel- oder Haferkissen ins Bett, oder ersetzen Sie Ihr normales Kopfkissen durch ein mit Dinkelspelz gefülltes. Auch das wirkt schlaffördernd.

▸ Gegen Schlafstörungen wirken homöopathische Mittel wie Avena sativa (bei häufigem Aufwachen), Magnesit oder Veronica officinalis (bei Einschlafstörungen). Die für Sie persönlich richtigen Wirkstoffkombinationen sollten Sie sich von einem Homöopathen heraussuchen lassen.

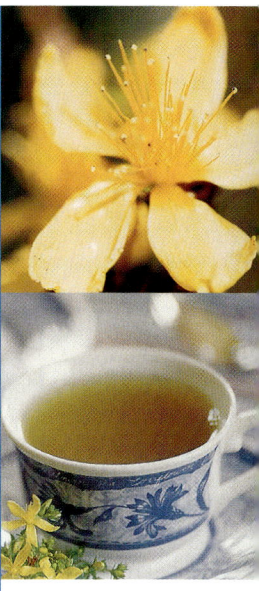

Johanniskraut, als Tee oder Kapsel, gleicht innere Unruhe und Stimmungstiefs aus.

Kontakte

Wenn Sie weitergehende Informationen benötigen, finden Sie unter nebenstehenden Adressen kompetente Ansprechpartner. Darüber hinaus erhalten Sie Auskünfte und Informationen auch bei Ihrer Krankenkasse.

▸ **Alt hilft Jung e.V.**, Bundesgeschäftsstelle, Kennedyallee 62-70, 53175 Bonn, Tel. 0228-889236, Fax 0228-889348

▸ **Bundesselbsthilfeverband für Osteoporose e.V.**, Kirchfeldstraße 149, 40215 Düsseldorf, Tel. 0211-319165, Fax 0211-332202

▸ **Deutsche Krebshilfe e.V.**, Postfach 1467, 43004 Bonn, Tel. 0228-72990-0, Fax 0228-72990-11

▸ **Frauenselbsthilfe nach Krebs Bundesverband e.V.**, B6, 10-11, 68159 Mannheim, Tel. 0621-28065, Fax 0621-154877

▸ **Kuratorium Knochengesundheit**, Leipziger Straße 6, 74889 Sinsheim, Tel. 07261-92170, Fax 07261-64659

▸ **Gesellschaft für Inkontinenzhilfe**, Friedrich-Ebert-Straße 124, 34119 Kassel, Tel. 0561-780604, Fax 0561-776770

▸ **Senior Experten Service (SES), Ehrenamtlicher Dienst der deutschen Wirtschaft für internationale Zusammenarbeit GmbH**, Postfach 2262, 53012 Bonn, Tel. 0228-260900, Fax 0228-2608077

▸ **Bundesarbeitsgemeinschaft Wissenschaftliche Weiterbildung für Ältere**, Pädagogische Hochschule Freiburg/Institut für Weiterbildung, Kunzenweg 21, 79117 Freiburg, Tel. 07161-682244, Fax 07161-682402

▸ **Frauen-Reisebörse**, Lütticher Straße 25, 50674 Köln, Tel. 0221-515254

▸ **Frauen unterwegs**, Potsdamer Str. 139, 10783 Berlin, Tel. 030-2151022

▸ **Freundeskreis Alleinreisender e.V.**, Postfach 520551, 22595 Hamburg, Tel. 040-8807421

▸ **Kooperation für spirituelle Lebensberatung**, Alt Falkenstein 12, 61462 Königstein, Tel. 06174-3818, Fax 06174-24145, Internet: www.lebenszeichen.de

▸ **Nationale Kontakt- und Informationsstelle zur Anregung und Unterstützung von Selbsthilfegruppen (NAKOS)**, Albrecht-Achilles-Straße 65, 10709 Berlin, Tel. 030-8914019, Internet: www.nakos.de

Literatur

Berg, Lilo: Brustkrebs – Wissen gegen Angst. Antje Kunstmann Verlag. München 1995

Daub-Amend, Eveline: Wechseljahre – Gesund und selbstbewusst in eine neue Lebensphase. Verlag freies Geistesleben. Stuttgart 1999

Füller, Ingrid/Sabine Keller: 50 und aufwärts – Das Begleitbuch für die zweite Lebenshälfte. Stiftung Warentest. Berlin 1999

Meryn, Siegfrid/Markus Metka und Georg Kindel: Der Mann 2000 – Die Hormon-Revolution. Ueberreuther-Verlag. Wien 1999

Oberbeil, Klaus/Ulla Rahn-Huber: Jung bleiben mit Anti-Aging. Südwest Verlag. München 1999

Onken, Julia: Feuerzeichenfrau – Ein Bericht über die Wechseljahre. Verlag C.H. Beck. München 1998

Pramann, Ulrich: Einfach wohl fühlen. Südwest Verlag. 6. Auflage München 2001

Reichmann, Judith: Ich bin zu jung, um alt zu sein – Gesundheit für Frauen über vierzig. Verlag Gesundheit. Berlin 1998

Reynold, Edna: Unbeschwerte Wechseljahre – Geheimnisse der Naturheilkunde. Karl F. Haug Verlag. Heidelberg 1997

Röcker, Anna Elisabeth: Yoga – das Übungsbuch für Lebensfreude und Gelassenheit. Cormoran Verlag. München 2001

Sheehy, Gail: Wechseljahre, na und? List Verlag. München 1993

Selbsterfahrungskurse

Odenwald-Institut der Karl Kübler Stiftung, Tromm 25, 69483 Wald-Michelbach, Tel. 06207-5071, Fax 06207-1390
Johanniterhof, Stumpenstraße 1, 78052 VS-Obereschach, Tel. 07721-63315, Fax 07721-74306, Internet: www.johanniterhof.de

Weitere Adressen finden Sie in diversen Seminarhausführern, wie sie im Buchhandel erhältlich sind, sowie in Zeitschriften wie »esotera« oder »Psychologie heute«.

Die nebenstehend genannten Titel bilden lediglich eine Auswahl aus dem Angebot an Literatur zum Thema »Wechseljahre«. Weitere Lesetipps erhalten Sie beispielsweise über den Bundesverband Pro Familia, Stresemannallee 3, 60596 Frankfurt a.M., Tel. 069-639002.

Bildnachweis

Arteria Photography, Kassel: 45, 97 re. (Dr. Matthias Eberhardt); Bavaria Bildagentur, Gauting b. München: 23, 150 re. (FPG), 186 u. (VCP); Gettyone Stone, München: 9 (Michelangelo Gratto), 16 re. (Owen Franken), 18 (Laurence Monneret), 29 (A. Brookes), 109 o. (Carin Krasner), 112 li. (Ebby May), 112 re. (Ben Edwards), 138 (David Chambers), 150 li. (Christopher Bissell), 159 (Julie Toy), 164 o. (Charlie Westerman), 167 re. (Herb Schmitz), 171 (Mark Douet), 190 o. (Elie Bernager), 190 u. (Robert Daly), 199 m. (Chris Everard); Image Bank, München: 2, 58 o. (Britt Erlanson), 158 (Pete Turner); Jump, Hamburg: 75 o., 126, 144, 145, 147, 167 li., 176 re., 203 o. (Annette Falck); Laux, Biberach an der Riß: 42 o. (Laux); Lohmüller, Berlin: Titel (Photodisk); Mauritius, Mittenwald: 26 o. (Stock Image), 33 re. u. (Phototake); Photonica, Hamburg: 17, 55 u., 60, 63, 80 u., 100 o. (Neo Vision), 22 (Taka Yamaki), 38 (Koichi Saito), 77 li. (Gentl & Hyers), 117 li. (Johner), 134 u. (S. Eguchi), 140 (M. Y. Nishimura), 184 o. (Masayasu Ikeda); Springer Syndication, Hamburg: 12 o. (N.N.); Südwest Verlag, München: 25, 26 u. (N.N.), 41 (Joachim Heller), 42 u. (Siegfried Sperl), 90 o. (Susanne Kracke), 118 u. (Gotovac), 155, 157 (Michael Nagy); The Stock Market, Düsseldorf: 21 li., 199 li. (Rob & Sas), 28 re. (Michael Keller), 52 re. (N.N.), 122 (John M. Roberts), 161 (David Aubrey), 164 m. (Tom Sanders), 180 (Ariel Skelley), 195 u. (Stephen Welstead), 203 u. (Roy Morsch); Zefa, Düsseldorf: 8, 173 (Krahmer), 12 u., 77 re., 86 (H. Benser), 16 li. (P. Wood), 97 li., 78 u., 84 o., 97 li., 123, 141, 172, 176 li. (A. Inden), 28 li. (Dennis Cooper), 33 li. (Picture Book), 33 re. o., 52 li. (Tusch), 34, 78 o., 118 o., 186 li. o. (Miles), 39 (Rossenbach), 49 o., 68 u. (Bauer), 49 m., 199 o. (Rosenfeld), 49 u. (TH-Foto), 55 o. (Wartenberg), 58 u. (Mai), 61 (Lenz), 65, 91 re., 104 u., 107, 129 u., 164 u., 183 (Masterfile), 67 (Novastock), 68 o. (Pinto), 68 m. (Flamisch), 74, 91 li., 102, 109 u., 134 re., 186 re. o. (Benelux), 75 u., 80 o., 195 o. (Möllenberg), 80 re. (Eggers), 21 re., 84 u., 117 re. (A.B.), 87, 168 (G. Baden), 90 u. (Photex), 94 (Peisl), 100 m. (A. Sneider), 100 u. (Emely), 104 o., 184 u. (Index Stock), 106 (Kehrer), 129 o. (Virgo), 132 (K. Solveig), 134 o. (H. G. Rossi), 201 (Mollenhauer)

Danksagung

Mein besonderer Dank gilt Ulrike Albus, Marie-Therese Hartogs und Sigrid Oldendorf-Caspar für Ihre wertvollen Hinweise und Anregungen.

Impressum

Der Südwest Verlag ist ein Unternehmen der Econ Ullstein List Verlag GmbH & Co. KG, München. © 2001 Econ Ullstein List Verlag GmbH & Co. KG, München

Alle Rechte vorbehalten. Nachdruck – auch auszugsweise – nur mit Genehmigung des Verlags.

Redaktion: Dr. Marion Onodi, Kathrin Henze
Projektleitung: Kathrin Henze
Redaktionsleitung: Dr. med. Christiane Lentz

Bildredaktion: Tanja Nerger
Produktion: Manfred Metzger (Ltg.), Annette Aatz, Monika Köhler
Umschlagkonzeption: Lohmüller Werbeagentur, Berlin
Umschlag: Reinhard Soll
Layout: Zero, München
DTP: Mihriye Yücel, Reinhard Soll

Printed in Italy

Gedruckt auf chlor- und säurearmem Papier

ISBN 3-517-06399-1

Register